AF532245

Susanne Gerlach

Kundalini-REIKI der Neuen Zeit

Smaragd Verlag

Die in diesem Buch enthaltenen Informationen sollen der Aufklärung dienen und ersetzen keine medizinische Diagnose, ärztliche Verordnung oder Behandlung. Sie ersetzen auch nicht den Besuch bei einem Arzt oder Heilpraktiker. Der Inhalt ist allenfalls als Begleitung und Ergänzung zu einem vernünftigen und verantwortungsvollen Gesundheitsprogramm gedacht. Autor und Verlag können für unsachgemäßen Gebrauch keine Haftung übernehmen.

Neuauflage: Oktober 2025
1. Auflage: September 2019

Veröffentlicht im Smaragd Verlag, Alle, JU/ CH,
eine Marke der Sentovision GmbH/ S.A.R.L.
www.smaragd-verlag.de

Vertrieb & Produktsicherheit EU:
Synergia Auslieferung GmbH
Industriestr. 20
64380 Roßdorf
www.synergia-auslieferung.de

Gestaltung & Satz: FontFront.com

Printed in EU
ISBN 978-3-95531-185-8

Bibliografische Information der Deutschen Bibliothek
Die Deutsche Bibliothek verzeichnet diese Publikation in der deutschen Nationalbibliographie; detaillierte bibliografische Daten sind im Internet unter http://dnb.ddb.de abrufbar.

Inhalt

Widmung

Ich widme dieses Buch all meinen Schülern, die mich seit Jahren treu begleiten und mir immer wieder zeigen, wie wichtig es ist, alles zu hinterfragen.

Die mich manchmal zur Weißglut gebracht und nicht locker gelassen haben, bis ich eine für sie sinnvolle Erklärung gefunden hatte.

Sie haben mich ermutigt, dieses Buch zu schreiben, und mich inspiriert und motiviert.

- Glaube nichts, weil ein Weiser es gesagt hat.
- Glaube nichts, weil es alle glauben.
- Glaube nichts, weil es geschrieben steht.
- Glaube nichts, weil es als heilig gilt.
- Glaube nichts, weil ein anderer es glaubt.
- Glaube nur das, was du selbst als wahr erkannt hast.

Buddha

Allen Schülern in der *Hall of Lights* ist dieses Buch gewidmet.

https://light-and-relax-area.jimdo.com/hall-of-lights

Vorwort

REIKI ist für mich eine Lebenseinstellung.

Seitdem REIKI in mein Leben getreten ist, hat sich mein Leben, aber auch das meiner Familie, stark verändert. Alles verläuft harmonischer und friedvoller.

Irgendwann fragte ich mich, warum die Menschen sich so sehr nach Vorgaben und alten Mustern richten. Warum hören sie nicht in sich hinein und folgen ihrer Intuition?

Jedes System unterliegt letztlich irgendeinem Skript. Nur kennen wir es bereits aus unserer eigenen Erfahrung. Vieles ist im Wandel, und dieser bringt mit sich, dass man immer wieder alte Gedanken und Prozesse neu überdenken muss.

Das war für mich der Anlass, ein neues Buch über Kundalini-REIKI zu schreiben, das mit neuen Erfahrungen und Erfolgen für sich spricht.

Mythen, wie etwa der Mythos:

„Die eigene Kundalini kann durch eine Einweihung ganz leicht erweckt werden“,

weise ich an dieser Stelle ganz deutlich zurück.

Ich selbst durfte eine harmonische Kundalini-Erweckung erfahren, die allerdings nur deshalb so harmonisch verlief, weil ich mich jahrelang mit mir und meinen Chakren intensiv auseinandergesetzt hatte. Ich durfte meine Blockaden erkennen und lösen, die immer noch an die Oberfläche gelangen. Den REIKI-Weg zu betreten bedeutet, den immer wiederkehrenden Prozess zuzulassen, das eigene „Ich“ zu finden. Eine gewisse Reife des Bewusstseins und die Erkenntnis, was Leben letztlich bedeutet, sind sicherlich auch ausschlaggebend für eine Kundalini-Erweckung. Die Arbeit mit Kundalini-REIKI hat mir sicherlich dazu verholfen.

***

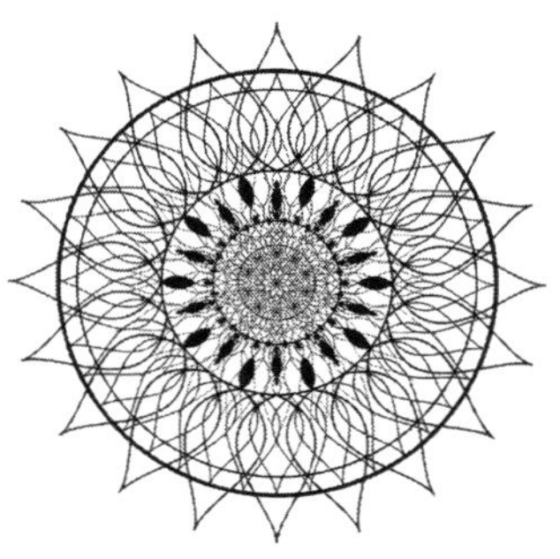

1. Einführung

Was ist Kundalini-REIKI?

Im Kundalini-REIKI arbeitet man mit dem Kundalini-Feuer (Mutter Erde). Die Energie wird durch das Wurzelchakra aufgenommen und durch die Handchakren abgegeben. Diese Energie liegt in ihrer Schwingung so hoch wie die des 3. Grads im Usui-REIKI.

Kundalini-REIKI wurde von Ole Gabrielsen, einem dänischen Meditationslehrer, entwickelt. Er bekam sein Wissen von Meister Kuthumi Ende der späten 90iger, das heißt, es wurde ihm gechannelt. Meister Kuthumi ist in der Esoterik der Hüter des zweiten Strahls und auch als Koot Hoomi bekannt. Kuthumi stellt all den Menschen sein Wissen zur Verfügung, die offen für Veränderungen sind und ihr Wissen anderen Menschen selbstlos weitergeben.

Der Begriff „Kundalini" stammt aus dem Sanskrit und bedeutet so viel wie „kreisende Kraft". Diese kreisende

Kraft öffnet bestimmte Heilkanäle und Chakren, mit denen wir den Zugang zur Energie von Mutter Erde erlangen. Das Wurzelchakra, also das Energiezentrum in der Nähe des Steißbeins, dient als Eingang für die Energie des Kundalini-REIKI.

***

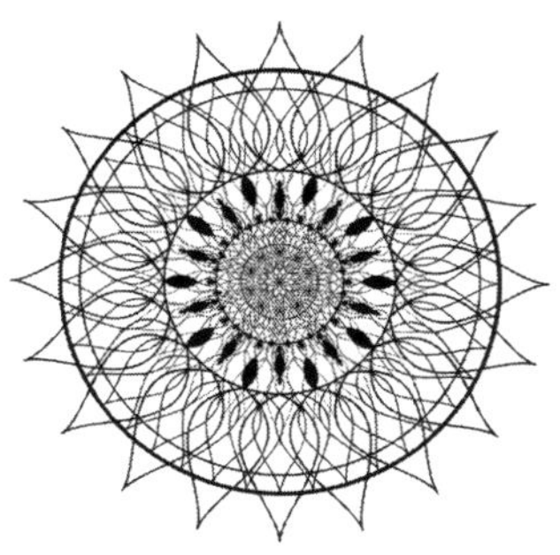

Was ist REIKI?

Das Wort *REIKI* wird unterteilt in *Rei* und *Ki*.

Rei bedeutet „universell",

Ki „Energie" (Lebensenergie).

Die beiden Begriffe zusammengenommen – REIKI – bedeuten also *universelle Lebensenergie.*

REIKI ist keine Religion!

REIKI kann mit dem Glauben an jegliche Religion oder auch keinerlei Glauben an irgendeine Religion ausgeübt werden.

Als Gründer der REIKI-Lehre gilt der Japaner Mikao Usui, der von 1865 bis 1926 lebte und von den Religionen seines Landes stark geprägt war. Dennoch steht REIKI, wie bereits oben gesagt, mit keiner Religion in Verbindung, und zu seinen Anwendern zählen Angehörige aller Glaubensrichtungen.

REIKI ist ein Energieheilsystem. Letztlich ist uns Menschen diese Energie nicht unbekannt, da wir sie eigentlich schon immer genutzt haben. Die Sonne, der Mond, die Sterne, wie auch die unterschiedlichen Lebensformen unseres Planeten strahlen eine Energie aus, die universelle Energie genannt wird. Da dieses die Energie ist, die uns Menschen und andere Lebewesen zu eigen ist und uns geradezu durchströmt, nennen wir sie auch universelle Lebensenergie. Man kann sie auch Liebe, Gott oder Universum nennen.

Die REIKI-Energie kommt also nicht vom Praktizierenden selbst, sondern wird über die Vorstellung, dass es sich um eine universelle Energie handelt, von Gott, Liebe, dem Universum, oder wie auch immer wir es nennen wollen, also einer anderen höheren Kraft, gespeist. Der Praktizierende dient letztlich nur als Kanal.

REIKI wirkt als harmonisierende und heilende Kraft, indem wir sanft bei uns selbst und/oder bei anderen die Hände auflegen, und führt zu Harmonie, tiefer Entspannung, Wohlbefinden und Vitalisierung.

Körperlich wirkt REIKI wie folgt:

1. Schmerzlindernd;
2. durchblutungsfördernd;
3. entgiftend;
4. entschlackend;

5. krampflösend;
6. wohltuend wärmend;
7. schneller wundheilend;
8. krankheitsvorbeugend.

Emotional wirkt REIKI wie folgt:

1. Entspannend;
2. vertrauensbildend;
3. ausgleichend;
4. Gefühlsblockaden lösend;
5. Lebensfreude schenkend;
6. die Erfahrung von Liebe und Mitgefühl fördernd.

Mental wirkt REIKI wie folgt:

1. Vom Alltagsstress befreiend;
2. die Lernfähigkeit verbessernd;
3. das Erkennen und Loslassen negativer Denkstrukturen fördernd.

***

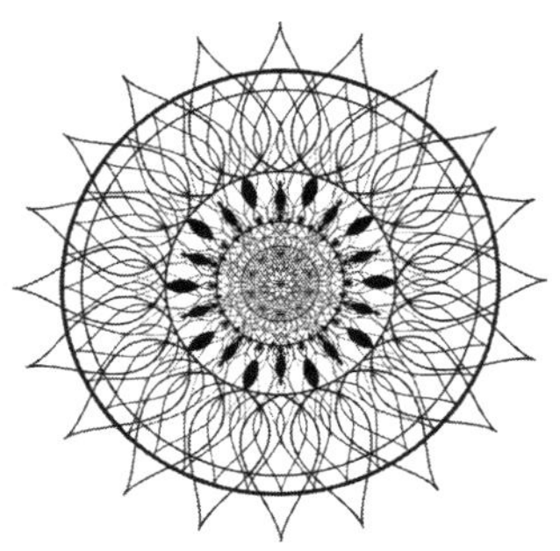

Kann eine Einweihung die eigene Kundalini erwecken?

Eine Einweihung kann zwar bereits vorhandene Vorgänge beschleunigen, sie aber nur selten auslösen.

Erst wenn das Bewusstsein einen gewissen Reifegrad erreicht hat, kann der nächste Schritt erfolgen. Durch die Energiearbeit (für mich vorrangig Kundalini-REIKI) bei meinen Klienten wird ein Prozess in Gang gebracht, bei dem sich das Bewusstsein mit der universellen Energie verbindet und somit die eigene Kundalini-Energie zündet. Wenn dann die Lebensenergie in dir sehr stark und konzentriert ist, fühlst du das Ganze als glückselige Wärme in deinem Unterleib, die sich über alle Chakren entlang der Wirbelsäule im Zentralkanal ausbreiten kann. Es kann aber auch sein, dass sie nur bis zum Solarplexus hochsteigt, oder nur bis zum Sakralchakra.

Die Kundalini hat 72 Möglichkeiten aufzusteigen. Je nachdem, für welche Aufgabe sich die einzelne Seele in dieser Inkarnation entschieden hat, steigt die Kundalini lediglich in vier bis maximal fünf dieser 72 Kanäle auf.

Es gibt unterschiedliche Vorgehensweisen, um das Bewusstsein zu sensibilisieren oder gar zu erweitern. Manche Menschen bevorzugen Meditationen, andere wiederum üben sich in gewissen Atemtechniken, Körperübungen, Klangschwingungen, Praktiken zur Erzeugung von Hitze oder in der Rezitation von Mantren und Keimsilben. Jede Art von Bewusstseinsarbeit kann hilfreich sein, eine Kundalini-Erweckung anzusteuern. Die Zündung erfolgt durch die Energiearbeit.

Sehr interessant finde ich aber auch den Aspekt, dass es bei einigen Menschen schon ausreicht, wenn jemand mit erweckter Kundalini einen Raum betritt. Alleine durch die Anwesenheit oder die Berührung dieses Menschen kann die Kundalini eines anderen erweckt werden, wenn sein Bewusstsein dafür bereit ist.

Ich selbst habe eine Schülerin in die energetische Wirbelsäulenaufrichtung eingeweiht. Während dieser Einweihung hatte sie ihre eigene Kundalini-Erweckung. Meine aktive Kundalini hat mit ihrer kommuniziert und sie zum Aufstieg gebracht. Es war ein einmaliges und betörendes Erlebnis. Man kann also mit Recht sagen, dass die Kundalini-Energie „ansteckend“ ist, was bedeutet, dass einzig und allein durch Phänomene der Resonanz eine Kundalini angeregt werden kann.

Vielleicht sollte man daher im Vorfeld besser immer fragen, ob der betreffendee Kundalini-REIKI Lehrer eine eigene erwachte Kundalini besitzt.

***

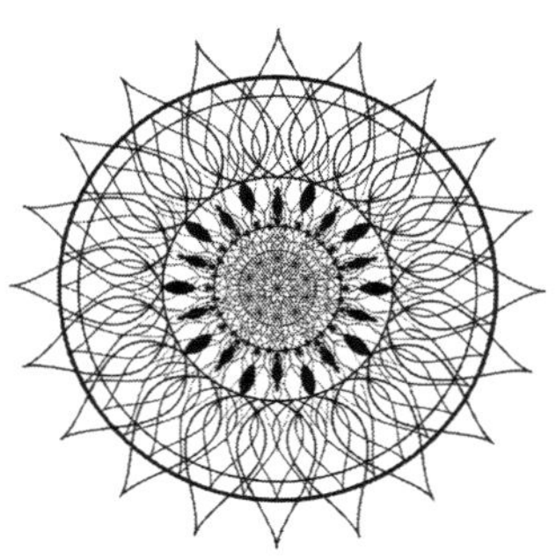

Worin besteht der Unterschied zwischen Kundalini-REIKI und dem ursprünglichen REIKI?

Kundalini-REIKI stellt so etwas wie einen Parallelentwurf zum Usui-REIKI-System dar. Beide Systeme bedienen sich der universellen Energie.

Im Kundalini-REIKI strömt die Energie in das Wurzelchakra ein. Im Usui-REIKI wird die Energie durch das Kronenchakra aufgenommen.

Das Usui System bedient sich verschiedener Symbole, die der Praktizierende beherrschen muss, und im Gegensatz zum Usui-REIKI wird beim Kundalini-REIKI nicht mit Symbolen und Mantren gearbeitet, sodass Kundalini-REIKI sehr einfach zu erlernen ist. In beiden Systemen wird nicht vorausgesetzt, dass man das andere REIKI System kennt.

Im Usui-REIKI wird darauf geachtet, dass der Schüler eine 21-tägige Reinigungsphase durchläuft. Laut dem

Originaskript von Ole Gabrielsen ist das beim Kundalini-REIKI nicht vorgesehen. Ich persönlich bin aber zu der Überzeugung gelangt, diese 21 Tage in jedem System anzuwenden, da jede Energie ihre eigene Schwingung hat und der Körper sich auf diese einstellen sollte.

Im Usui-REIKI lernt man verschiedene Handpositionen, die dem Praktizierenden helfen sollen, den Klienten zu behandeln.

Im Kundalini-REIKI werden die Hände intuitiv aufgelegt. Ich persönlich habe mir gewisse Handpositionen angeeignet, die ich für stimmig halte. Je nach Klient kann es aber auch anders sein, ja, zum Teil sogar sehr individuell. Ich bekomme meine Eingebungen von „oben" übermittelt und halte mich nicht an strikte Vorgaben.

Wie bereits erwähnt, praktizieren wir Kundalini-REIKI ohne Symbole und Mantren. Kundalini-REIKI ist im 1. Grad von der Schwingung her so stark wie der 3. Grad im Usui-REIKI. Wir unterteilen die verschiedenen Systeme in Frequenzen, wobei uns die Frequenz sagt, wie viele Schwingungen in einer gewissen Zeit ablaufen.

Hohe Frequenzen sind intensiver als niedrige Frequenzen. Wollen wir zum Beispiel mit der Kundalini-Energie unsere Schmerzen heilen, muss unsere Frequenz bei fast 400 Hz liegen.

Ein Beispiel:

Bei einer gewissen Frequenz dreht und läuft ein Motor auf Hochtouren. Das ist ähnlich wie bei unserer

Energie, die von der Durchflussmenge in unserem Kanal abhängt, was bedeutet:

Je höher unsere Frequenz ist, desto schneller und effektiver können wir behandeln.

Würden wir unsere REIKI-Systeme in Bänder oder Wellen darstellen, gäbe es acht Bänder, die sozusagen um die Erde kreisen. Je größer der Radius um die Erde ist, desto stärker ist die Frequenz, weil wir näher an der Quelle sind.

Usui-REIKI (Grad 1, 2 und 3) schwingt auf dem ersten Band. Kundalini-REIKI auf Band 2 und 3. Hochfrequenz-Systeme wie das Lightarian REIKI (das von Buddha inspiriert wurde und höher schwingt) schwingen auf Band 8 mit einer der höchsten Frequenzen überhaupt. So ist es auch verständlich, dass wir für gewisse REIKI-Systeme andere Grundsysteme benötigen, um den Körper in seiner Schwingung anzugleichen.

Während zahlreicher Channeling-Sitzungen teilte der Aufgestiegene Meister Buddha mit, dass er neue Informationen für die Menschen bereithalten würde, um die Begriffe von REIKI zu erklären, zu entmystifizieren und zu erweitern.

Er beschrieb den REIKI-Strahl im Detail und erklärte, dass REIKI eigentlich ein buddhistischer Heilstrahl sei und von ihm stamme, und man diese Frequenzen einteilen könne, um die Energieerhöhung besser zu verstehen.

Also auch hier ändert sich ständig alles, und so hat auch jede Energie das Potenzial, weiter und höher zu schwingen.

***

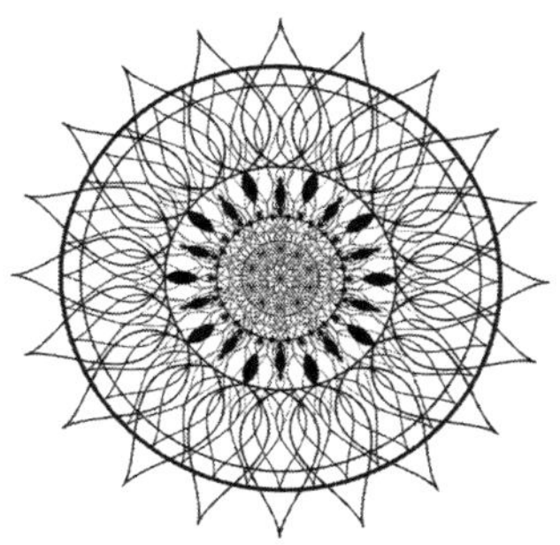

2. *Die Einweihung in Kundalini-REIKI*

Wer ist der richtige Lehrer?

Diese Frage kann für den weiteren Entwicklungsweg eines Menschen sehr wichtig sein.

Oftmals beurteilen wir einen potenziellen Lehrer nach seinem Aussehen oder aufgrund von Urkunden und Zertifikaten.

Ich persönlich rate immer dazu, sich in die Energie des anderen einzufühlen. Ist der Mensch mir sympathisch? Was strahlt er aus?

Sollte der betreffende Lehrer aus der näheren Umgebung sein, ist es problemlos möglich, im Vorfeld mehrere persönliche Gespräche zu führen. Sollte man einen Lehrer suchen, der über die Ferne lehrt und dann später einweiht, sollten Telefongespräche und ein reger Emailkontakt der Zusammenarbeit vorausgehen, denn man fühlt sehr schnell, ob die Schwingungen passen, man sich gut aufgehoben fühlt, und ob der REIKI Lehrer zu einem passt und man mit ihm harmoniert.

Gezielte Fragen können hier sehr hilfreich sein, und dann sollte sich jeder im Vorfeld überlegen, was ihm wichtig ist und welche Prioritäten er setzen möchte.

Man kann sich auch im Internet umschauen und sich auf verschiedenen Seiten einlesen.

Eine hochwertige Einweihung hat für mich persönlich folgende Merkmale:

1. Der Lehrer nimmt sich Zeit für ein ausgiebiges Vorgespräch. Eine REIKI-Behandlung vorab ist Bedingung. So lernt man die Energie des anderen kennen und weiß, ob sie sich stimmig anfühlt.
2. Masseneinweihungen sind ein No-Go! Jeder verdient separat in einem für ihn geschützten Raum eine individuelle Einweihung. Finger weg von Gruppeneinweihungen!!!
3. Der Lehrer sollte den Schüler fragen, wieso er diese Einweihung wünscht. Es gibt leider immer mehr Menschen, die sich als Jäger und Sammler fühlen, aber Zertifikate oder Urkunden zu sammeln ist kein Grund für eine Einweihung.
4. Einweihungen sollten nicht bei Ebay ersteigert werden!

5. Ein Lehrer nimmt für seine Bemühungen einen Energieausgleich. Egal, wie hoch er diesen ansetzt, für den Schüler muss er sich stimmig anfühlen. Mehr Geld zu verlangen, bedeutet nicht automatisch mehr Fachwissen.
6. Ein guter Lehrer betreut seinen Schüler ein Leben lang und geht mit ihm gemeinsam den Weg des REIKI. Und dabei kann man voneinander lernen und sich gegenseitig bereichern. Es muss nicht unbedingt um das Fachwissen im REIKI gehen.
7. Ein guter Lehrer würde auch niemals zu einer Einweihung drängen, sondern den freien Willen des Schülers respektieren.
8. Ein guter Lehrer hält den Schüler im Auge und beobachtet seine Entwicklung. Zwischen den Einweihungsgraden sollte er genügend Abstand lassen, um das Wachstum und die Arbeit des Schülers zu fördern.
9. Wer sich mit der Materie auseinandergesetzt hat, wird es sich nicht nehmen lassen, ein eigenes Skript zu schreiben. Deshalb sollte der Schüler auch den Lehrer im Vorfeld fragen, ob er sich diese Mühe gemacht hat. Ein guter Lehrer kennt seine Lehrerlinie und sollte diese auch mitteilen.

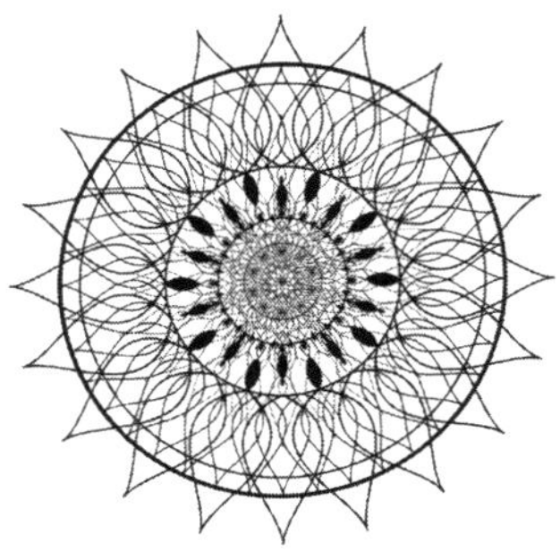

Was geschieht bei einer Einweihung?

Wer sein Leben bereichern möchte, kann dieses mit REIKI tun, allerdings braucht es dafür eine Einstimmung beziehungsweise Einweihung, durch die im Körper die verschiedenen Energiezentren (= Chakren) und Heilkanäle geöffnet werden. Nur dann kann die Reiki-Energie fließen.

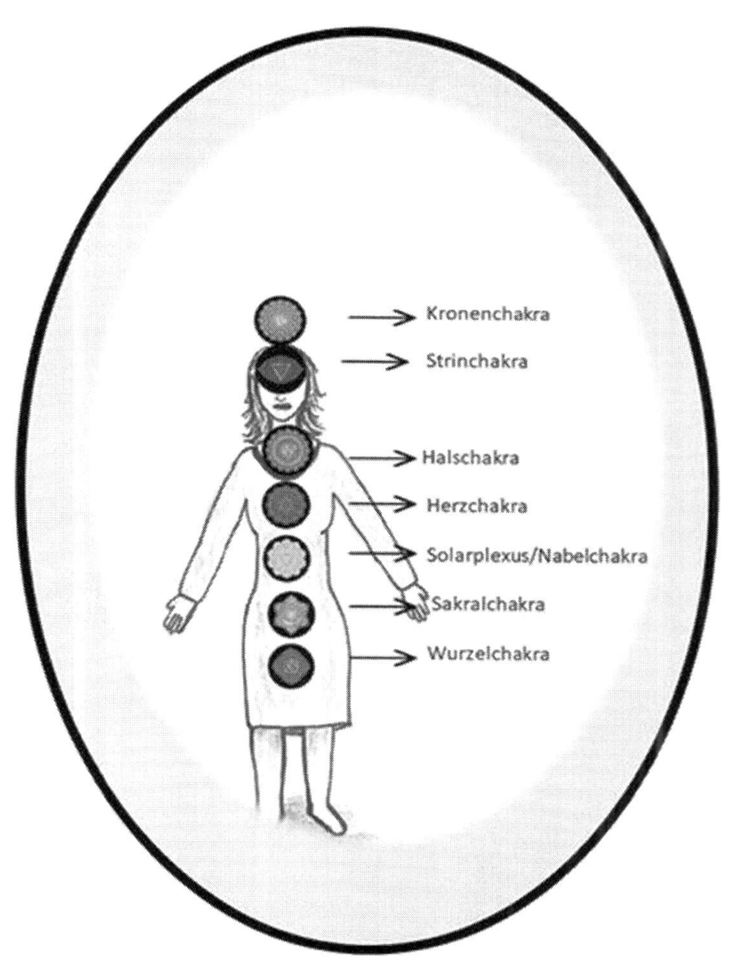
Kronenchakra
Strinchakra
Halschakra
Herzchakra
Solarplexus/Nabelchakra
Sakralchakra
Wurzelchakra

Die REIKI-Einweihung ist ein Weg der Energieübertragung von einem Menschen auf einen anderen.

Weder Wissen noch Erkenntnisse können hier übermittelt werden, sondern nur die universelle Energie.

Das tiefe Verständnis des REIKI-Systems wird sich einem Schüler allerdings erst durch die regelmäßige Anwendung und das innere Forschen erschließen.

Wir alle tragen diese Fähigkeit in uns. Ab dem 6. Lebensjahr verschließen sich jedoch unsere Chakren durch die negativen Erlebnisse und Eindrücke, die wir als junger Mensch erleben und die unsere innere Wahrnehmung trüben, weshalb wir uns mehr und mehr verschließen.

Durch die Einweihung werden unsere Heilkanäle mit der göttlichen Energie geströmt, sodass sie wieder frei fließen können. Die sieben Hauptchakren werden geöffnet oder „angekratzt“, wie eine Eierschale, die aufgeplatzt ist. Diese Eierschale bröckelt nach der Einweihung und der 21-Tage-Reinigung der Chakren völlig ab. Wir sind wieder bereit und in der Lage, unsere Chakren zu spüren und wahrzunehmen.

Zusätzlich öffnen wir die Hand- und Fußchakren, die die Chakren unserer Wirbelsäule widerspiegeln.

Nach der Einweihung kann der Schüler durch seine „reine Absicht“ die REIKI-Energie aufrufen und in den Händen spüren. Das heißt also: Die REIKI-Energie lässt sich jetzt durch die reine Absicht anschalten, was man durch ein leichtes bis starkes Kribbeln und Wärme in den Händen spürt.

Wir nehmen diese universelle Energie durch das Wurzelchakra aus der Erde auf und dienen mit unseren Händen als Kanal. Das bedeutet, wir geben nicht unsere eigene Energie ab, sondern leiten als „Medium" oder Kanal die Energie weiter.

Jede Einweihung kann also eine Veränderung in Gang setzen, wobei dieser Prozess sehr unterschiedlich sein kann. Durch die Energien, die bei einer Einweihung fließen, können größere oder kleinere Blockaden gelöst werden.

Die meisten Menschen fühlen sich nach einer Einweihung/Einstimmung entspannter. Sie können mit Stress besser umgehen und bleiben in schwierigen Situationen innerlich ruhiger und reagieren somit auch gelassener in diesen Situationen. Anfallende Probleme erscheinen nicht mehr unüberwindbar, und man findet schneller eine Lösung. Es gelingt einem zwar nicht immer sofort, aber immerhin geht man die Dinge meist mit mehr Besonnenheit und Gelassenheit an.

Das kann auch dazu führen, dass Umstrukturierungsprozesse im Denken stattfinden und Dinge, die einem vorher immer sehr wichtig waren, mit der Zeit an Bedeutung verlieren. Man regt sich auch immer weniger über irgendwelche Geschehnisse auf. Auch Gefühle können sich verändern. So mag es sein, dass man sich plötzlich an vergangene Situationen und Begebenheiten erinnert, noch einmal den Schmerz und Kummer von damals fühlt oder sogar weinen muss. Nimm diese Gefühle und Gedanken liebevoll an! Und dabei ist es ganz wichtig: Werte beziehungsweise verurteile sie nicht! Und wundere dich bitte nicht, wenn auch deine Träume nach einer Einweihung intensiver werden.

Es kann auch kurzzeitig zu körperlichen Reaktionen kommen, wie zum Beispiel ein veränderter Stuhl (eventuell Durchfall), veränderter Urin, unreine Haut(Pickel), Kopfschmerzen, tagelang starkes Durstgefühl, Muskelkater. All dies sind Anzeichen einer starken körperlichen Reinigung.

Mir sind diese Symptome bestens bekannt. Wenn solche Reinigungsreaktionen auftreten, kannst du zum Beispiel ein Voll- oder Fußbad mit Meersalz nehmen. Dieses Bad bewirkt, dass die gelösten Schlacken usw. über die Haut ausgeschieden werden.

REIKI wirkt hier völlig auf seine eigene Art und Weise und bei jedem anders. Der eine findet zu sich selbst, ein anderer zu Gott.

Es kann auch vorkommen, dass sich der eine oder andere aus einer für ihn unguten Situation, trotz Erkenntnis, nicht befreien kann (oder will), kann aber dank REIKI besser damit umgehen, oder er lernt, sich selbst oder die Situation zu akzeptieren, was es ihm leichter macht.

Wichtig ist zu wissen, dass es hier im Geiste des REIKI keine Richtungsanweisungen von außen gibt. REIKI wirkt in DIR selbst und führt DICH auf den für DICH richtigen Weg, in der für DICH richtigen Art und Weise.

***

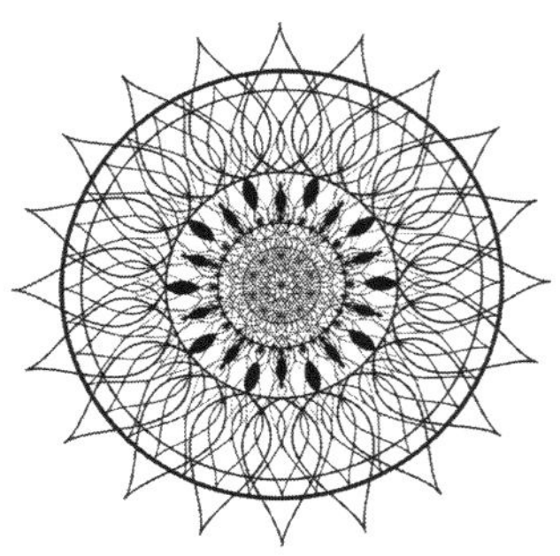

Direkteinweihung

Bei einer Direkteinweihung befinden sich der Schüler und der Lehrer in einem Raum.

Je nach System gibt es unterschiedliche Rituale oder Praktiken, die der Lehrer durchführt.

Laut dem Original Kundalini-Skript von Ole Gabrielsen wird Kundalini-REIKI nicht direkt eingeweiht, sondern erfolgt nur als Ferneinweihung.

Meine Erfahrungen haben jedoch gezeigt, dass auch in diesem System eine Direkteinweihung qualitativ genauso hochwertig ist wie eine Ferneinweihung. Ganz nach den Worten von Eckhart Tolle: „Wenn du nicht nach innen gehst, gehst du leer aus."

Ich habe mein Höheres Selbst um Rat gebeten, und es wurde mir eindeutig gezeigt, dass es keine Beschränkung gibt, wie man in ein System einweiht. Ob über die Ferne oder direkt. Wir entscheiden mit unserer Einstellung, was möglich ist.

Eine Direkteinweihung wird meistens in einem Wochenendseminar abgehalten, wo der Schüler nicht nur die Einweihung erhält, sondern auch über das System, in das er eingeweiht wird, informiert und geschult wird. Oftmals ist es dem Schüler aber auch lieber, nur die Einweihung direkt vor Ort zu erhalten und sich dann alleine mit dem Skript auseinanderzusetzen. Hier steht der Lehrer jederzeit mit Rat und Tat zur Seite.

Bei der Methode der Direkteinweihung besteht ein Körperkontakt. Der Lehrer berührt dabei den Schüler und legt ihm die Hände auf.

Oftmals wird auch vor einer Direkteinweihung gemeinsam eine Übung zur Erdung angeboten, oder zum gemeinsamen Gebet eingeladen. Diese Vorgehensweise kann und sollte individuell mit jedem Schüler besprochen werden.

Meine Vorgehensweise bei Kundalini-Direkteinweihungen sieht folgendermaßen aus:

- Der Schüler sitzt auf einem Stuhl und hat mit beiden Füßen Bodenkontakt. Seine Hände liegen locker auf seinen Knien, mit den Handflächen nach oben. Der Lehrer steht hinter dem Schüler und verbindet sich mit der Kundalini-Energie.
- Der Schüler wie auch der Lehrer bittet jeweils in Gedanken um die Einweihung. (Mit eigenem Wortlaut.)

- Der Lehrer legt, sobald die Einweihung beginnt, die Hände auf das Kronenchakra des Schülers. Die Energie sollte etwa drei Minuten fließen.

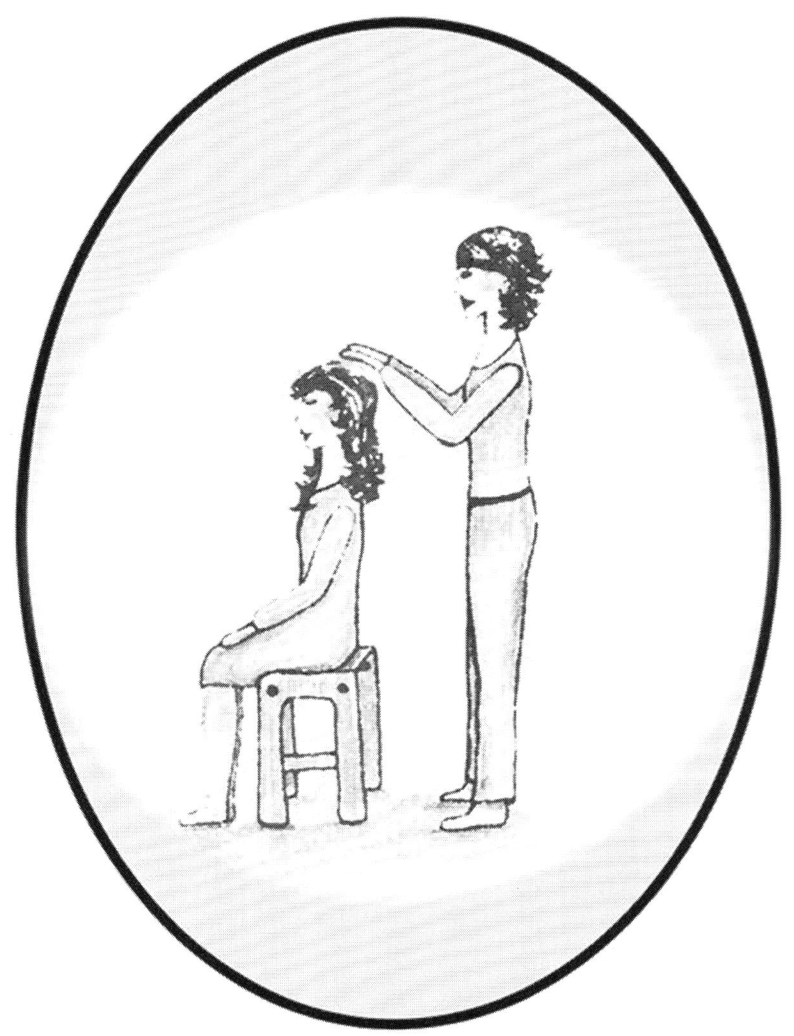

- Die Hände des Lehrers liegen nun auf den Schultern des Schülers. Die Energie fließt etwa drei Minuten.

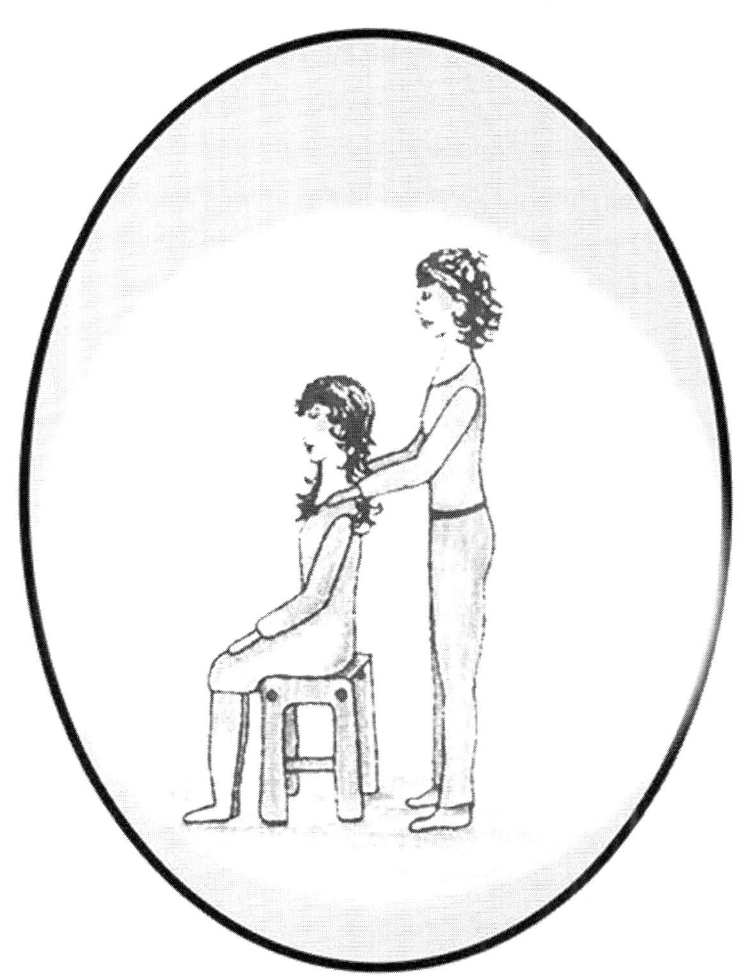

- Der Lehrer wechselt die Position! Die Hände liegen nun auf den Füßen des Schülers, um die Fußchakren zu aktivieren.

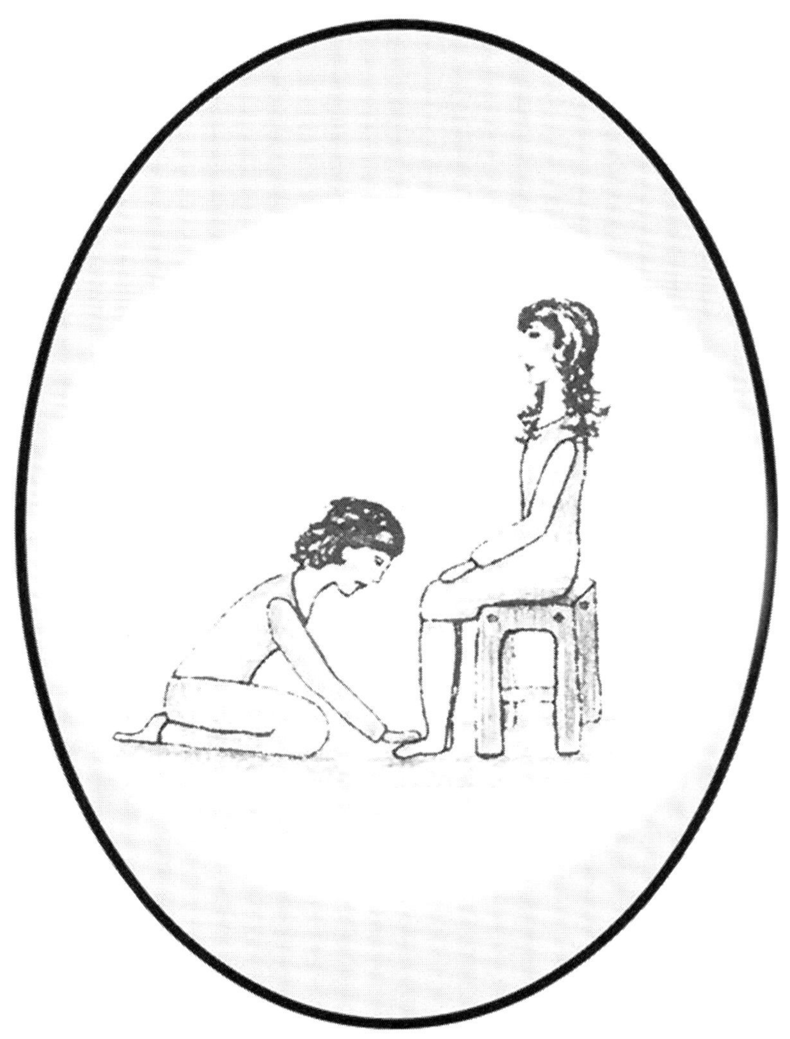

- Danach sind die Handflächen dran. Die Handflächen des Lehrers liegen auf den geöffneten Handflächen des Schülers.

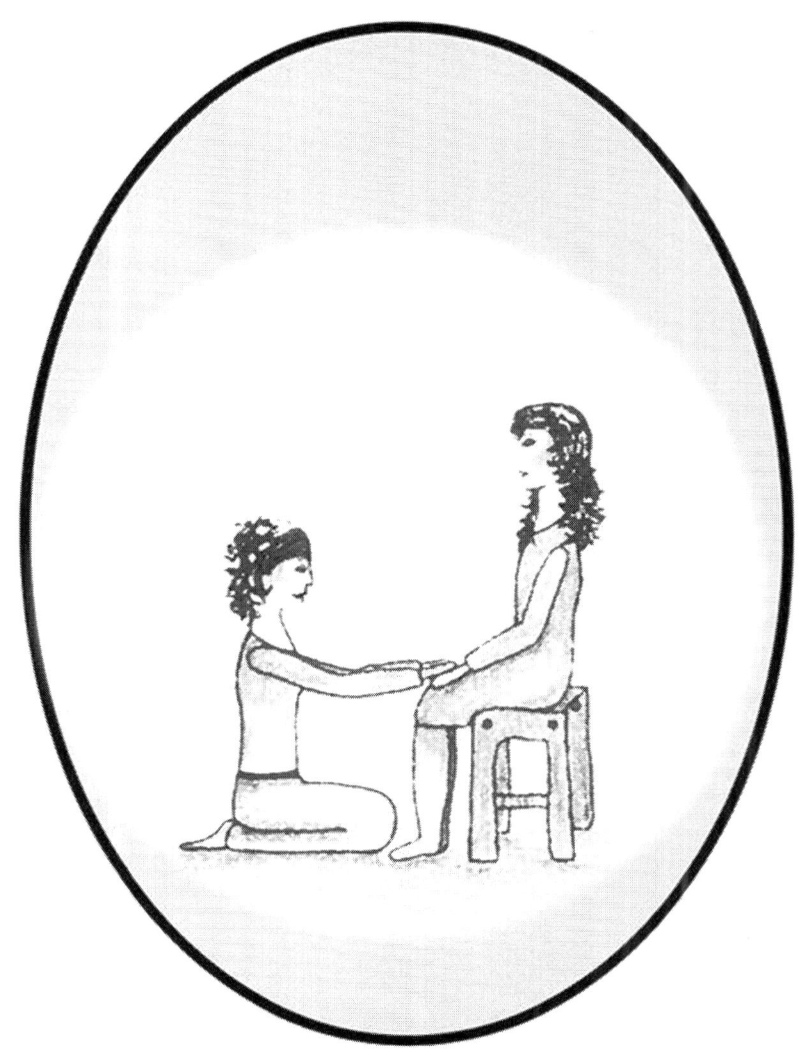

- Positionswechsel hinter den Schüler, Hände auf das Wurzel- und Sakralchakra, um diese mit Energie zu strömen. Ein Anpusten aktiviert das Wurzel- und Sakralchakra.

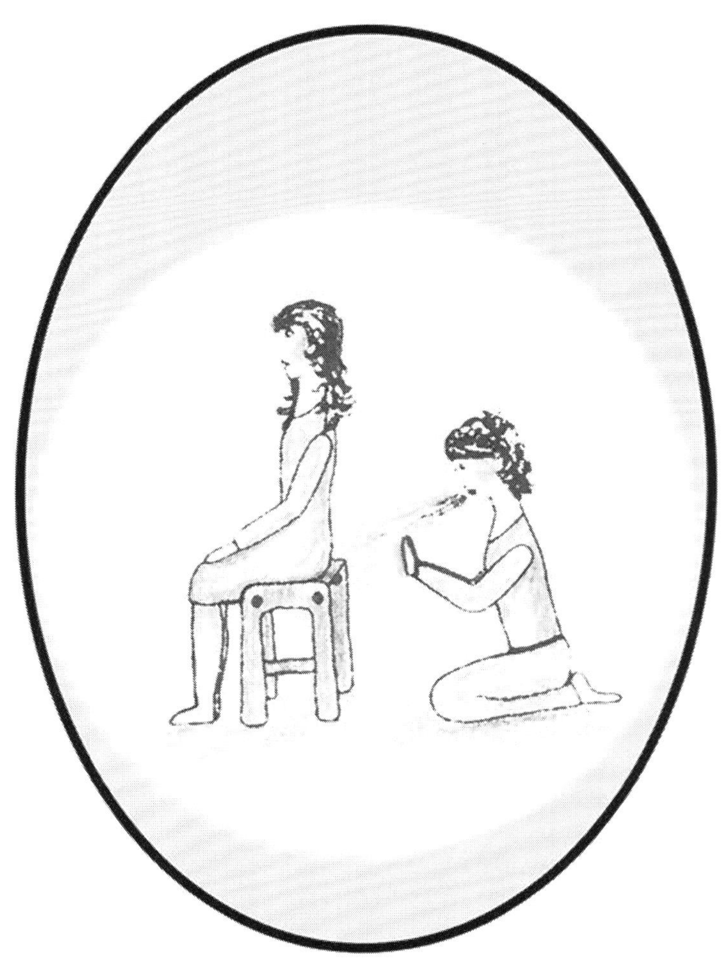

- Der Lehrer führt die rechte Hand an der Wirbelsäule des Schülers entlang, um die Energiekanäle freizusetzen. Die linke Handfläche zeigt zum Himmel, um die überschüssige Energie dorthin abzuleiten. So bekommt der Schüler nur die Energie, die er braucht.

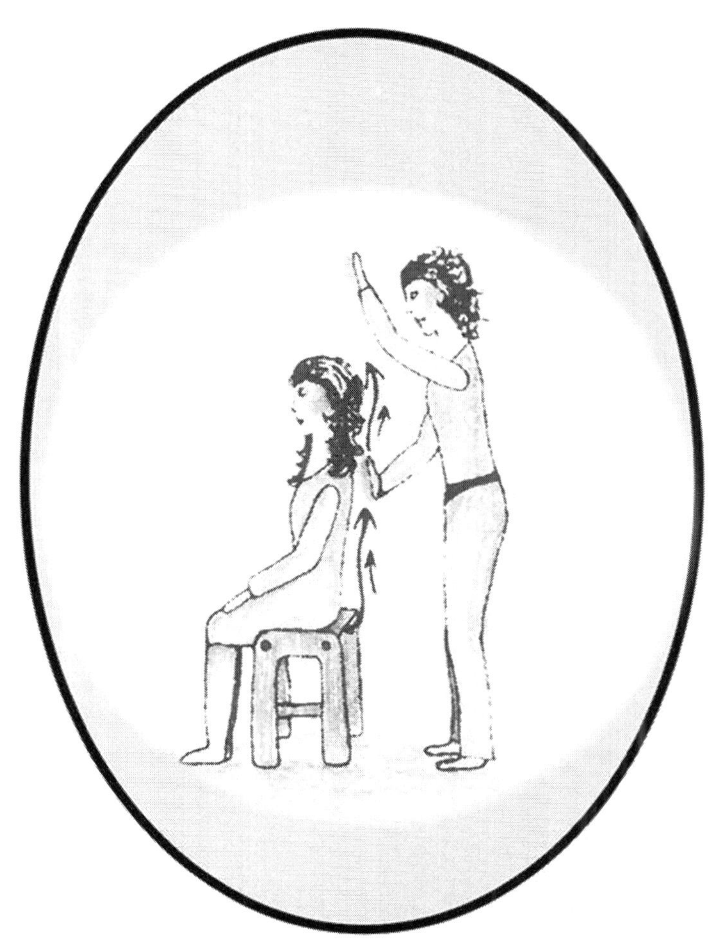

- Um die Einweihung zu beenden, werden noch einmal die Hände auf die Schultern des Schülers gelegt, um sich mit dem Buddha-Gruß zu bedanken.

- Energetische Trennung.

Je nach Grad werden die anderen Chakren hinzugenommen!

***

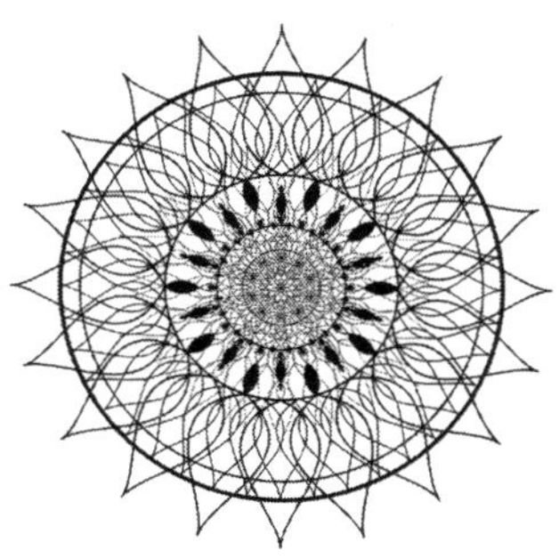

Ferneinweihung

Eine Ferneinweihung funktioniert bei jedem Menschen. Ausnahmslos!

Die Energie im REIKI überträgt sich in weniger als einer Sekunde, also ohne Zeitverzögerung, und entspricht damit der Quantenphysik. Und diese Energie kann zwischen Menschen übertragen werden – direkt, aber auch über Entfernungen hinweg.

Wie wir von Albert Einstein wissen, kennt Energie weder Raum noch Zeit noch Grenzen. Sie ist immer und überall.

Das heißt: Sie ist allgegenwärtig, denn alles besteht aus Energie, und alles kann Energie aufnehmen beziehungsweise wieder abgeben.

Beim Usui-REIKI wird die Einweihung in die REIKI-Energie im direkten Kontakt vom Lehrer zum Schüler übertragen. Lehrer und Schüler befinden sich also zur gleichen Zeit am gleichen Ort.

Bei einer Ferneinweihung im Kundalini-REIKI hingegen können sich Ort und sogar auch die Zeit unterscheiden. Der Lehrer und der Schüler befinden sich an unterschiedlichen Orten, und die Energie wird nicht durch Berühren, sondern mental übertragen. Das hört sich für einen rational denkenden Menschen etwas abstrus an, aber in Wirklichkeit sind Raum und Zeit gedankliche Konstrukte von uns Menschen. Alles ist *hier und jetzt*. Es ist wissenschaftlich nachgewiesen, dass ein Heiler, der einen anderen Menschen über die Ferne behandelt, die Gehirnströme seines Klienten seinen eigenen angleichen kann.

Seine mentale Energie lässt sich also auf den Klienten übertragen und macht somit die Heilung möglich.

Ähnlich arbeitet man bei einer Ferneinweihung. Der Schüler ist mental direkt mit dem Lehrer verbunden, sitzt also in seiner Vorstellungskraft auf einem Stuhl im gleichen Raum, in dem der Lehrer arbeitet. Er vollzieht das Einweihungsritual in gleicher Weise, wie er es bei einer direkten Weihe tun würde.

Der Schüler muss dabei aber auf „Empfang" gehen, also bereit sein, die Energie anzunehmen, was bedeutet, dass man niemanden gegen seinen Willen einweihen kann.

Der Lehrer schickt bei dieser Art der Einweihung dem Schüler zur Vorbereitung genaue Anweisungen, damit sich dieser entsprechend vorbereiten kann und genau weiß, was ihn erwartet.

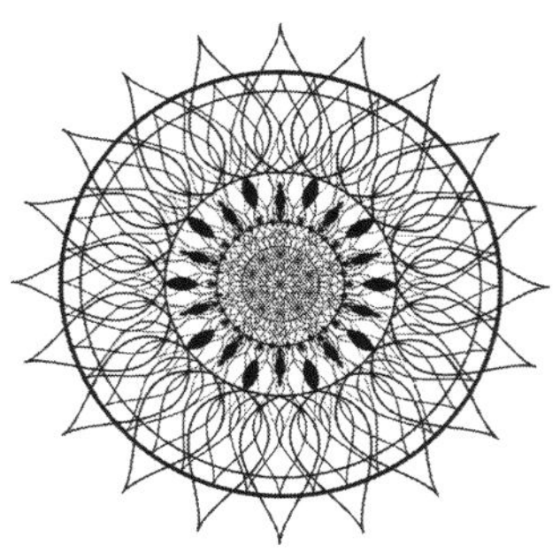

Kundalini-REIKI Grad 1

Was geschieht nun bei der Einweihung in den 1.Grad Kundalini-REIKI?

Es werden die Hand- und Fußchakren geöffnet, die Heilkanäle aktiviert und das Wurzel- und Sakralchakra geöffnet. Der Solarplexus wird vorbereitet, damit die Kundalini-Energie durch das Wurzelchakra einströmen kann. Der Energiekanal, der zwischen den Händen und dem Wurzelchakra fließt, ist geöffnet.

Die Einweihung in den 1. Grad des Kundalini-REIKI entspricht schon jetzt der sanften Einstimmung in das Usui-REIKI-System, Grad 1, 2 und 3.

Spürst du nun die Energie in deinen Händen? Allein die Kraft deiner Gedanken bringt nun deinen Energiefluss in Aktion. **Denke einfach: „Kundalini-REIKI"!**

Mir ist bewusst, dass im Originalskript ganz deutlich steht, man möge bitte im 1. Kundalini-Grad nur REIKI aufrufen, nicht Kundalini-REIKI.

Das halte ich jedoch für einen Fehler. Wir möchten ja, dass die Energie in das Wurzelchakra einströmt und nicht in das Kronenchakra, wie im Usui-REIKI. Hier ruft man nur REIKI auf. Ich vermeide dadurch, dass sich hier eine zu schwache Energie einschleicht. Die Kundalini-Energie ist definitiv stärker, und genau das ist es ja, was wir möchten. Wir wollen, alleine durch das Aufrufen „Kundalini-REIKI", dass nun die universelle Energie durch unsere Füße in das Wurzelchakra und von dort aus in die Hände strömen soll.

Für mich hat es sich bewährt, die 21-Tage-Selbstbehandlung sofort am Tag nach der Einweihung zu starten. In diesen 21 Tagen wird unser Körper die Kundalini-Energie kennenlernen, die Chakren werden von Blockaden befreit, und wir in unsere Mitte gebracht.

Das bringt einiges an Veränderungen im Körperbewusstsein mit sich: Es kann also sein, dass man ein erhöhtes Wärmeempfinden oder Kälteempfinden verspürt. Auch Schlafstörungen sind möglich. Stimmungsschwankungen von überschwänglicher Freude bis hin zur Trauer sind schon erfahren worden. Und oft verstärkt sich auch die Wahrnehmung der Geräusche. Das heißt also: Die ganze Sicht auf das eigene Leben kann sich ändern, weshalb eine REIKI-Einweihung stets in einer ruhigen Phase des Lebens stattfinden sollte.

Im 1. Grad ist es Pflicht, das Wurzelchakra und das Sakralchakra wie auch den Solarplexus zu strömen. Für diese spezielle „Hausaufgabe" sollte man sich jeden Tag mindestens 20 Minuten Zeit nehmen.

Suche einen ruhigen Ort auf. Mache es dir gemütlich. Kerzen, Düfte und entspannende Musik helfen dir, diese Übung jeden Tag für dich zu einem Wohlfühl-Ritual werden zu lassen. 20 Minuten! Nur für dich!

Zu Beginn der Übung solltest du dich als Erstes erden. Die Erdung ist wichtig, denn sie bringt dir mehr Stabilität, Klarheit und Verbundenheit, und somit eine spirituelle Entwicklung.

Dazu setzt du dich entspannt hin und stellst dir vor, wie sich kräftige Wurzeln aus deinen Füßen in Mutter Erde graben. Sei wie ein Baum, der seine Nahrung und Stabilität aus seinen kräftigen Wurzeln zieht. Dadurch hat er die Kraft, noch höher zum Licht zu wachsen, um so die Energie aus der Atmosphäre aufzunehmen, zu verarbeiten und als gute Energie in die Welt zu bringen.

Dann leg dich entspannt hin. Rufe Kundalini-REIKI auf und reibe dir kräftig die Hände. Nun leg die Hände zuerst auf das Wurzelchakra, danach auf das Sakralchakra und schließlich auf den Solarplexus. Jedes Chakra benötigt fünf Minuten deiner Zeit und Aufmerksamkeit.

Wenn die Übung vollendet ist, bedanke dich beim Universum und puste die Handflächen aus. Jetzt wasch dir bitte die Hände unter kaltem Wasser, um die Energie zu neutralisieren.

Es wird Tage geben, da spürst du die Energie in deinen Händen in Form von Wärme oder einem Kribbeln, oder du spürst sogar den Fluss der Energie. Es wird aber auch Tage geben, da wirst du vielleicht gar nichts spüren. Dann sei bitte nicht verunsichert. Die Energie fließt trotzdem. Energie spiegelt oft unsere eigene Verfassung wider, und wir sind nun mal nicht jeden Tag in unseren Empfindungen gleich.

Wenn du lernst, dich mit der Kundalini-Energie vertraut zu machen, also in den ersten 21 Tagen, solltest du Kundalini-REIKI nur dir selbst geben. Nach den 21 Tagen der Selbstbehandlung ist es eine schöne Erfahrung, die Kundalini-REIKI-Energie auch an andere weiterzugeben, wobei es zu Beginn ausreicht, wenn du zum Beispiel deinem Partner oder einem Freund/einer Freundin die Hände einfach auf die Schultern legst.

Die Energie fließt immer dorthin, wo sie benötigt wird. Es ist wie mit dem Wasser: Verschütte einen Eimer Wasser auf der Straße, und du wirst sehen, es fließt immer zu einer Stelle: sei es ein Schlagloch oder eine Kuhle. Das Wasser sucht sich seinen Weg. So fließt auch die Heilenergie an die Punkte, wo sie benötigt wird. Bring die Energie zum Fließen, und sie wird sich dort sammeln, wo sie gebraucht wird.

Natürlich kann man die Hände auch an einem schmerzenden Körperpunkt auflegen. Aber dazu später mehr.

Selbstverständlich kannst auch du eine Fernheilung oder Fernbehandlung durchführen.

Lass dir dazu ein Bild von dem Klienten geben und seinen vollständigen Namen.

Visualisiere den Klienten, dann visualisiere seinen Namen in deinen Händen. Lege die Handflächen zusammen und rufe nun Kundalini-REIKI auf. Du wirst spüren, wie sich die Energie in deinen Handflächen ausbreitet. Lass die Energie dann einfach fließen. Wenn du keine Energie mehr wahrnimmst, ist die Behandlung beendet. Auch hier bitte Hände auspusten und unter kaltem Wasser waschen.

***

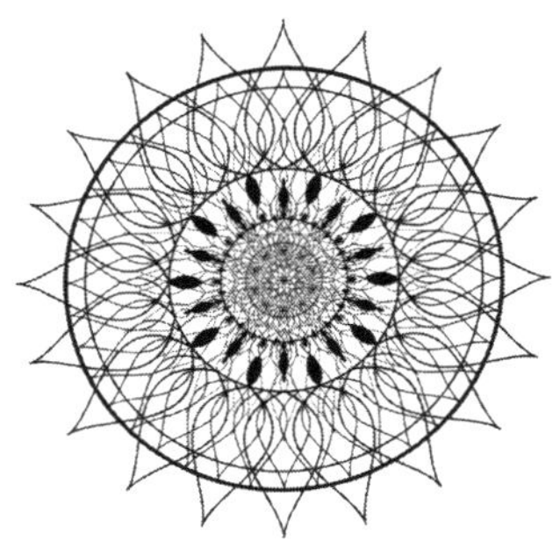

Kundalini-REIKI Grad 2

Im 2. Grad Kundalini-REIKI stärken wir die Energiekanäle, wobei der Hauptenergiekanal sanft und sicher geöffnet wird. Die Kundalini-Energie steigt nun mindestens bis zum Solarplexus und Herzchakra auf. Das Halschakra wird vorbereitet. Die Energiefrequenz wird nun deutlich angehoben.

Nun heißt es wieder 21 Tage Selbstbehandlung!

Die Hände müssen auf den Solarplexus, das Herzchakra und das Halschakra aufgelegt werden. Wer mag, kann natürlich vom Wurzelchakra aus anfangen und sich bis zum Halschakra hocharbeiten. Ich persönlich habe es so gemacht. Es ist meine ganz persönliche Auszeit, die ich sehr genossen habe.

Eine kleine Anmerkung: Nun verstehst du vielleicht, warum es wichtig ist, die drei Einweihungen mit Zeit und

Ruhe zu empfangen. Mindesten drei Wochen Abstand müssen sein, damit jedes Chakra bearbeitet werden kann.

Wer alle drei Einweihungen innerhalb von einem Monat hinter sich bringt, wird nie alle Blockaden lösen können. Energiearbeit braucht Zeit und Ruhe. Jeder Mensch ist anders und hat andere Themen zu bearbeiten. Die einen sind leichter, die anderen heftiger. Es gilt also die alte, wohlbekannte Regel: In der Ruhe liegt die Kraft.

***

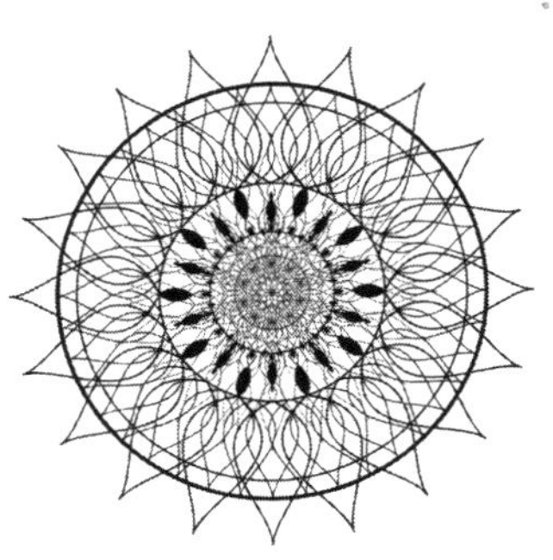

Kundalini-REIKI Grad 3

Diese Einweihung in den 3. Grad Kundalini-REIKI ist für mich etwas ganz Besonderes.

Nicht nur, dass mit diesem Grad die Meistereinweihung und die Befähigung zum Lehrer weitergegeben wird, nein, diese Weihe umfasst gleichzeitig die Öffnung des Stirnchakras und des Kronenchakras. Beide sind das Tor zum Universum, die Verbindung, die den weiteren spirituellen Weg auskleidet.

Da wir nun das Halschakra, das Dritte Auge und das Kronenchakra öffnen, ermöglicht uns das die volle Bandbreite des spirituellen Lebens.

Wir können durch das Dritte Auge hellsichtig werden und durch das Kronenchakra unser gesamtes Bewusstsein erweitern.

Nun ist die Energie des Kundalini-REIKI so weit, um in das Wurzelchakra einzuströmen und durch die Sushumna (den Zentralkanal) hindurch bis zum Kronenchakra zu strömen, wo sie wieder herausfließt.

Die Sushumna verläuft im feinstofflichen Körper entlang der Wirbelsäule, wo alle sieben Hauptchakras zu finden sind. Nun funktioniert der Energiekreislauf entlang der Ida und Nadi und versorgt alle unsere Chakren.

Jetzt ist auch der Zeitpunkt gekommen, an dem wir den ätherischen Diamanten im Kronenchakra platzieren. Die Energie im 3. Grad durchströmt diesen ätherischen Diamanten und nimmt dessen Eigenschaften an.

Ein Diamant ist ein guter Wärmeleiter und strahlt, sobald unser inneres Licht darauf scheint, hell wie die Sonne, was eine sehr starke Heilwirkung hat.

Damit das geschehen kann, muss vorher auch wieder die 21-Tage-Selbstbehandlung absolviert werden.

Die Hände werden hier nun auf das Halschakra, das Stirnchakra und das Kronenchakra aufgelegt. Sinnvoll ist in dieser Zeit die komplette Behandlung aller sieben Chakren.

Das bedeutet auch, nach den 21 Tagen möglichst einmal pro Woche einen Chakra-Ausgleich zu machen. Dabei wird jeweils eine Hand auf das Wurzelchakra/ Kronenchakra gelegt. Danach auf das Sakralchakra und das Stirnchakra, und dann auf den Solarplexus und das Halschakra. Beim Herzchakra wird die rechte Hand auf das Herzchakra gelegt, während die linke Handfläche nach oben zeigt und die Energie ins Universum ableitet.

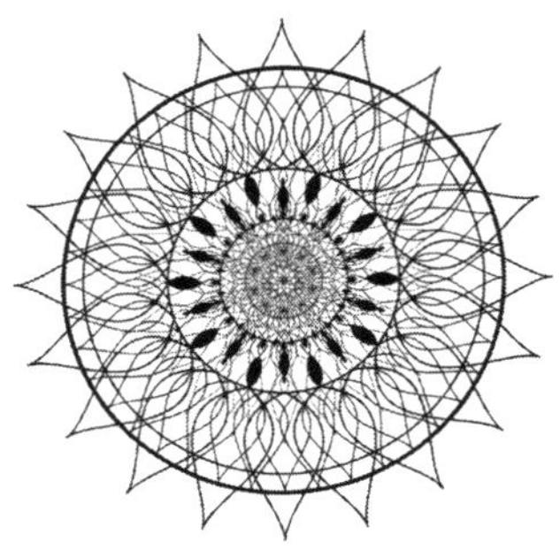

3. *Wie praktiziere ich Kundalini-REIKI?*

Die Praxis im 1. Grad

Wie bereits beschrieben, ist es möglich, einen Klienten per Fernbehandlung oder auch im direkten Kontakt zu behandeln. Da wir nicht mit Symbolen arbeiten, sondern durch visuelle Techniken der Heilenergie nur unsere Absicht erklären, ist es ganz einfach.

Denn: Die Energie folgt immer der Aufmerksamkeit! Also richte deine Aufmerksamkeit auf das, was du heilen möchtest, und es wird geschehen.

Die Anwendungsmöglichkeiten im 1. Grad sind vielfältig, und ich nenne dir im Folgenden einige.

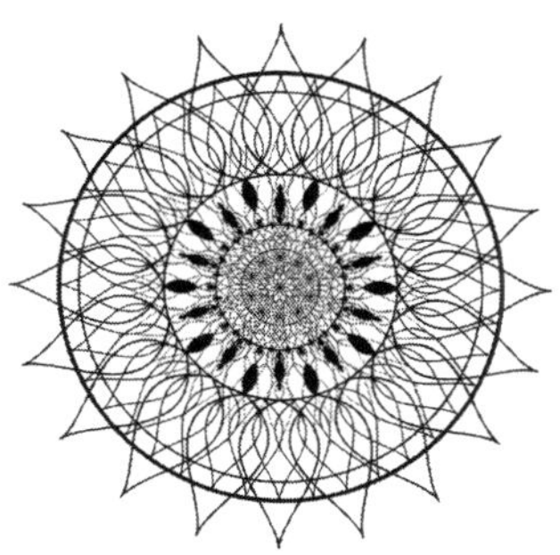

Ein Haus oder einen Raum reinigen

Wir REIKlaner lieben gereinigte Räume, denn in einem gereinigten Raum fühlen wir uns viel wohler und können viel besser energetisch arbeiten.

Es gibt viele Möglichkeiten, Räume zu reinigen: Man kann sie ausräuchern, – das ist die stoffliche Variante, oder mit REIKI energetisch klären – das ist die feinstoffliche.

Dabei werden negative Energien, die beispielweise durch Streit oder Stress entstanden sind und noch lange danach in diesen Räumen „hängen“, ein für allemal „beseitigt“.

Dabei wendet man die Fernheilmethode an, wobei wir uns den Raum oder das Haus in Gedanken vorstellen und dann einfach Kundalini-REIKI fließen lassen.

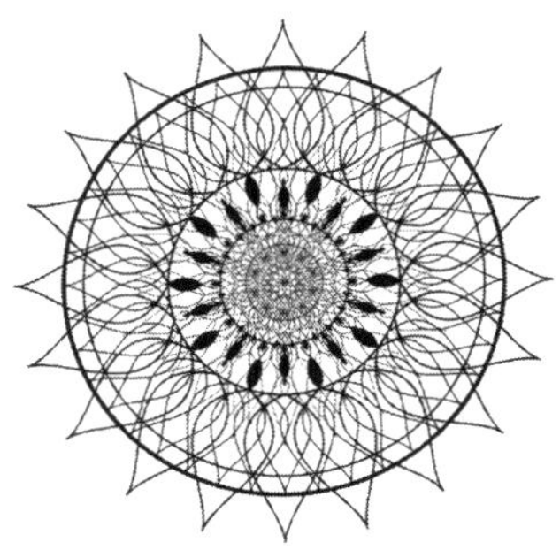

Das karmische Band heilen

Der Begriff „karmische Beziehung/karmisches Band“ wird in der esoterischen Literatur in vereinfachter Weise oft als Überbegriff für Seelenbeziehungen jeglicher Art verwendet.

Wenn ein karmisches Band – im positiven wie im negativen Fall – entsteht, ist diese Verbindung untrennbar, bis das Karma ausgeglichen wurde.

Wir kennen das im Alltag, wenn uns Schuldgefühle plagen oder wir das Bedürfnis haben, die Freundlichkeit eines anderen zu erwidern:

„Du hast noch etwas gut bei mir”, oder: „Man sieht sich im Leben immer zweimal”, sind Redensarten, die hier ihre Grundlage haben.

Bei karmischen Beziehungen geht es immer um den Ausgleich, allerdings nicht unwichtiger, banaler Dinge, sondern darum, Dinge, mit denen ich dem anderen – ob wissentlich oder unwissentlich – geschadet habe. Oft werden Beziehungen stärker, wenn das karmische Band geheilt wird.

Wenn du zum Beispiel die Beziehung zwischen dir und deinem Vater verbessern willst, solltest du: „Meine Beziehung zu meinem Vater" in deinen Handflächen visualisieren.

Geht es um die Beziehung zwischen zwei anderen Menschen – wenn du also als Betroffener/Betroffene nicht beteiligt bist –, gehst du folgendermaßen vor:

Visualisiere in deinen Handflächen: „Peters Beziehung zu seiner Schwester". Lege die Handflächen zusammen und lass die Energie fließen.

***

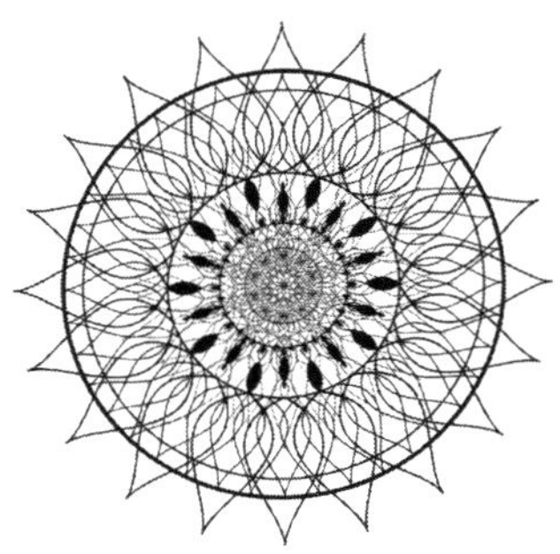

Situationen oder Qualitäten heilen

Was sind Qualitäten?

Qualitäten sind die Gesamtheit der charakteristischen Eigenschaften eines Menschen.

Dazu gehören unter anderem: Eifersucht, Nervosität, Angst, Ungeduld, Trauer, Ärger, Wut und Zorn.

Was sind Situationen?

Situationen sind unter anderem: Verhältnisse, Umstände, in denen sich jemand in diesem Augenblick befindet.

Beispiele: Meine Kommunikation zwischen Robert und mir..., meine Rückenschmerzen...

Wollen wir zum Beispiel eine Qualität und Situation gleichzeitig heilen, könnten wir zum Beispiel sagen: „Meine Prüfungsangst beim Abitur."

Wir visualisieren hier den Satz in unseren Händen: „Meine Prüfungsangst beim Abitur" oder „Die Zahnschmerzen von Petra." Die Energie fließt somit in die Qualität und/oder die Situation zum höchsten und besten Wohl.

***

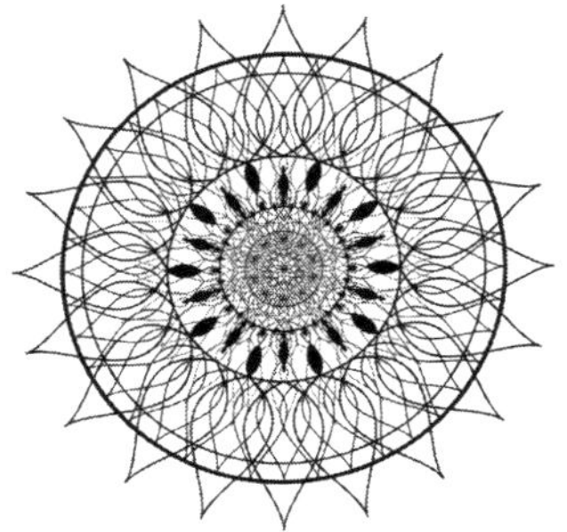

Weitere Anwendungsmöglichkeiten der Kundalini-Energie

- Behandlung von Tieren und Pflanzen.
- Energetische Aufladung von Wasser.
- Verbesserung der Verträglichkeit des Essens.
- Aufladen von Heilsteinen.

***

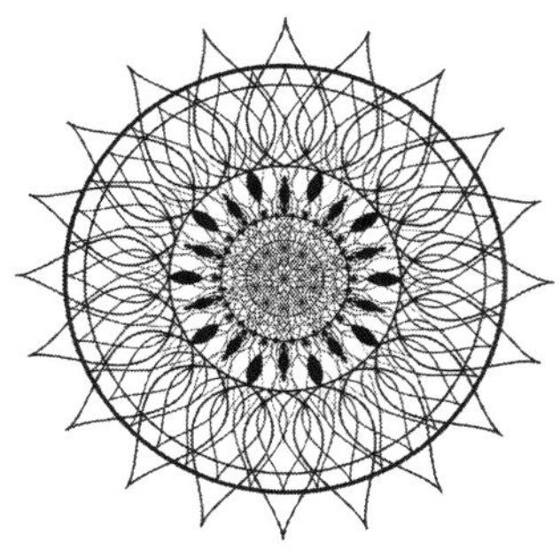

Die Praxis im 2. Grad

Im 2. Grad von Kundalini-REIKI gibt es keine neuen Anwendungsmöglichkeiten.

Es gibt zwar noch weitere, aber dazu benötigt man einen höheren Schwingungsgrad, der erst mit dem 3. Grad erreicht sein wird.

Im 2. Grad von Kundalini-REIKI arbeiten wir daher mit unserer bisherigen Energie, die dennoch Neues bietet.

***

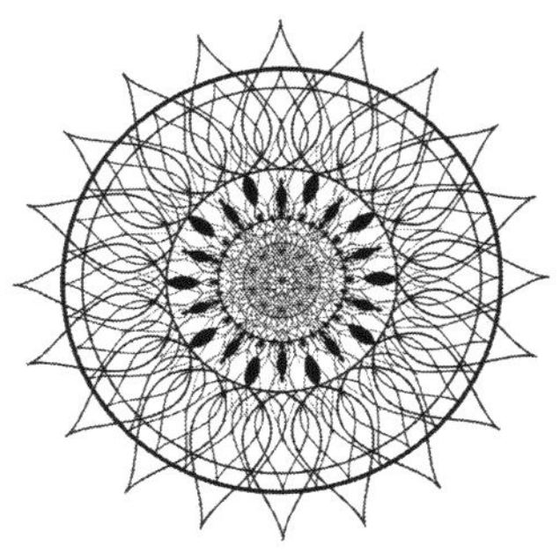

Die Kundalini-Meditation

Diese spezielle Meditation dient dem Reinigungs- und Ausspülprozess der Energieleitbahnen.

Gereinigte Energieleitbahnen ermöglichen einen besseren Energiefluss in unseren Heilkanälen. Wie ein Rohrputzer fegt die Energie bei der Meditation durch den Körper und spült alle Blockaden und Anhaftungen aus.

Hier nun die Anleitungen für diese Meditation:

Schaffe dir einen ruhigen Ort, an dem du für dich alleine sein kannst, einen Ort der Harmonie.

Setze oder lege dich entspannt hin und schließe die Augen. Befreie deine Gedanken. Lass sie kommen und gehen und halte nicht an ihnen fest. Versuche, an nichts zu denken. Lass alles los! Denke nur noch „Kundalini-REI-KI-Meditation", und die Energie wird fließen.

Es kann sein, dass die Energie bereits nach 5 bis 10 Minuten aufhört zu fließen. Je nach Reinigung kann es natürlich auch länger dauern.

Im 2. Grad von Kundalini-REIKI ist es nun an der Zeit, über das sogenannte *Byosen* zu sprechen.

***

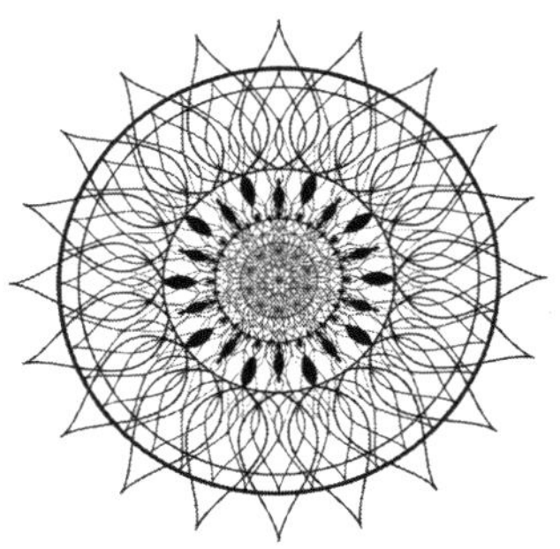

Byosen und seine Bedeutung

Das Wort Byosen setzt sich aus Byo und Sen zusammen. Byo bedeutet wörtlich übersetzt „Krank” und Sen „Drüse”.

Byosen beschreibt also die Abstrahlung, die von den Körperstellen ausgeht, die nicht völlig intakt sind.

Byosen ist an den Stellen im Körper spürbar, wo sich Anspannung und Verspannungen bemerkbar machen; wo sich Schadstoffe im Körper ablagern; und wo sich eventuell Organe in einem Ungleichgewicht befinden.

Bei einer Heilsitzung kann man Boysen als folgende Wahrnehmungen spüren:

Wärme

Die Temperatur in den Händen steigt etwas über die Normaltemperatur an, was bedeutet, dass sich Schadstoffe im Körper angesammelt haben, die nun von der

REIKI-Energie gelöst und anschließend ausgeschieden werden.

Starke Hitze

Die Temperatur ist so stark angestiegen, dass man schwitzige Hände hat. Sie können brennen, sind stark durchblutet und werden rot. Dieses Gefühl stellt sich dann ein, wenn sich hier eine sehr starke Ansammlung von Schadstoffen befindet.

Kribbeln

Man spürt ein leichtes oder starkes Kribbeln, teilweise können sich die Hände auch taub anfühlen. Hier ist der Punkt, an dem sich Gesundheit und Krankheit kreuzen. Wenn du Byosen aufspürst, halte die Hände so lange über der Stelle, bis sich das Gefühl des Kribbelns in Hitze oder starke Hitze verändert.

Pochen, Pulsieren oder Kälte

Kälte weist auf ein ernsthaftes Byosen hin. Hier bitte die Hände lange auflegen. Sollte es zu lange dauern, bitte den Klienten, diese Stelle in weiteren Sitzungen behandeln zu dürfen. Auch das Pochen und Pulsieren signalisiert eine massive Störung im Körper. Also: Halte dort deine Hände drauf, bis es sich für dich besser anfühlt. Hier musst du öfter behandeln.

Schmerzen in den Händen

Diese kannst du in den Handinnenflächen als auch auf dem Handrücken spüren, wobei dir dieser Schmerz in deiner Hand signalisiert, dass positiv geladene REIKI-Energie (von dir) auf negativ belastete Körperteile stößt. Lass die Hände dort liegen, bis der Schmerz vorbei ist.

Solltest du während einer Behandlung kein Byosen spüren, deine Handflächen also weder kribbeln noch warm werden, nimmt der Klient vielleicht Medikamente, oder der Körper ist „vergiftet" oder übersäuert.

***

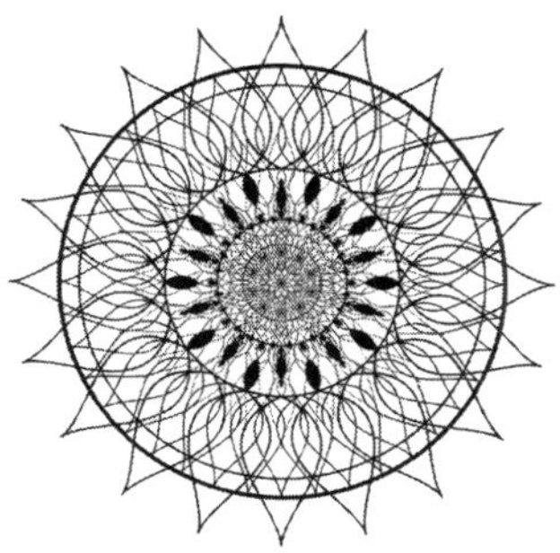

Die Praxis im 3. Grad

Jetzt kommen wir zu einem Teil des Buches, den ich noch interessanter finde als die vorhergehenden Teile. Und das aus gutem Grund, denn:

Im 3. Grad von Kundalini-REIKI kommen sehr viele neue Anwendungsmöglichkeiten hinzu, da die Energie nun so stark durch unseren Körper strömt, dass wir in der Lage sind, diese gezielt und hochkonzentriert weiterzugeben.

***

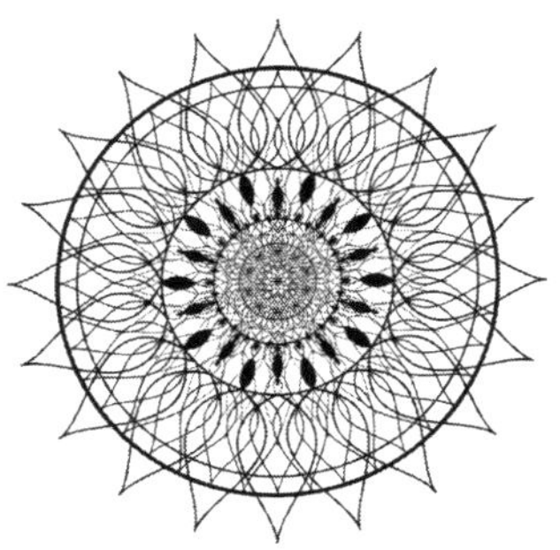

Diamant-REIKI

Wenn du dich erinnerst: Während der Einweihung wurde ja ein ätherischer Diamant im Kronenchakra platziert.

Sobald man nun Diamant-REIKI aufruft, wird die Energie des Kundalini-REIKI diesen ätherischen Diamanten durchströmen und seine Eigenschaften annehmen.

Man kann Diamant-REIKI separat aufrufen, oder gezielt während einer Behandlung mit Kundalini-REIKI zusätzlich einsetzen.

Wichtig ist nur, dass man diese Behandlung mit Diamant-REIKI zuerst an sich selbst praktizieren muss, bevor man diese bei anderen einsetzt, denn durch die eigene Erstbehandlung aktiviert man die Kraft des Diamanten.

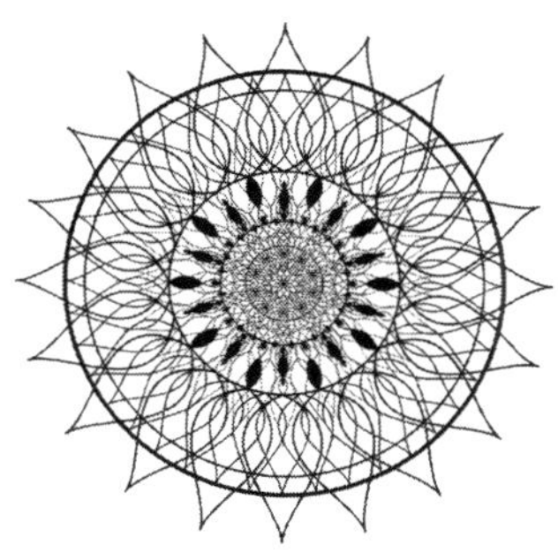

Kristall-REIKI

Jeder Mensch hat im Leben vielfältige Erfahrungen unterschiedlichster Art gemacht, und naturgemäß nicht nur gute, sondern auch schlimme oder sogar bedrohliche, die einen Schock oder ein Trauma ausgelöst haben. Dazu gehören auch negativ belastete Erinnerungen, die uns nicht mehr loslassen und unser Leben prägen.

Alle diese Ereignisse bilden kleine Kristalle in unserem Körper und sind sozusagen die emotionalen Erinnerungen, die sich ätherisch im Körper bilden. Immer, wenn wir uns unserer Sorgen, Probleme und Nöte nicht annehmen und die Erinnerung daran und der Schmerz darüber noch vorhanden sind, bildet sich ein kleiner ätherischer Kristall.

Diese Kristalle im Körper können von uns gelöst und geheilt werden.

In diesem Fall rufen wir nicht Kundalini-REIKI auf, sondern Kristall-REIKI.

Um alle vorhandenen Kristalle im Körper aufzulösen, bedarf es mehr als einer Sitzung, wobei jede Sitzung in der Regel eine Dauer von 15 Minuten hat.

In den „alten" Skripten steht ganz deutlich, dass Kristall-REIKI nicht per Fernbehandlung angewendet werden darf/soll. Ich breche nun wieder eine Regel, da es sich gezeigt hat, dass auch hier unser Energiepotenzial so stark angestiegen ist, dass wir durchaus in der Lage sind, auch Kristall-REIKI als Fernbehandlung zu geben.

Für mich ist die universelle Energie frei! Frei von diesen Vorgaben. Das Universum hat keinen Ordner, in dem steht, wie besondere Dinge gehandhabt werden müssen. Es ist freie Energie, und unser Potenzial ist bei weitem noch nicht erschöpft. Und: Die Erfolge sprechen für sich!

Auch hier ist es wieder so, dass die Aktivierung bei der ersten Selbstanwendung startet, die man wie eine Fernbehandlung durchführt. Sie ist für die Aktivierung nur einmal notwendig. Solltest du dich aber selbst von deinen Kristallen befreien wollen, wende die Methode mehrmals an. Du wirst spüren, wenn du befreit bist.

***

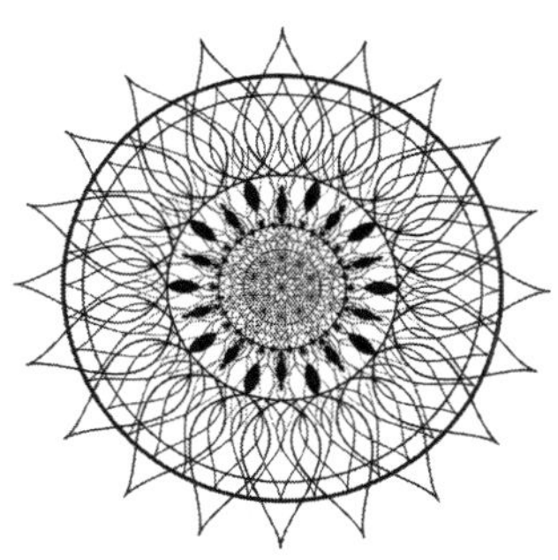

DNS-REIKI

Die DNS im menschlichen Körper kann als Nachschlagewerk betrachtet werden, denn hier befinden sich alle genetischen Informationen, die eine Zelle benötigt, um sich zu erhalten und zu reproduzieren.

Die DNS trägt den genetischen Kode!

Wissenschaftler haben herausgefunden, dass es genetische Sequenzen gibt, die als „Master-Gene" bekannt sind. Diese kontrollieren Hunderte andere Gene. Sie funktionieren quasi wie ein Ein- und Ausschalter und verschicken Nachrichten, um einen Vorgang zu kreieren, sei es einen gesunden oder einen kranken.

Master-Gene können mit Hilfe von DNS-REIKI zum höchsten Wohl aller geheilt werden.

Heilen bedeutet, nicht nur den Körper, sondern auch den Geist und die Seele zu heilen, was geschieht, indem wir REIKI in die DNS schicken und diese, wenn es auf höchster Ebene gewollt ist, heilen können.

Die entsprechenden Wirkungen oder Erfolge zeigen sich jedoch frühestens nach drei Wochen.

Die Behandlung muss nur einmal durchgeführt werden und kann bis zu 15 Minuten dauern.

Hilfreich ist es auch, wenn man diesen Vorgang der Heilung, also den Lauf der Energie, durch sein inneres Auge beobachtet. Denn: Wer eine Heilung bezeugt, gibt ihr den Status, erfolgreich gewesen zu sein.

Denke hier einfach: „DNS-REIKI“!

Auch hier ist es notwendig, diese Methode zuerst an sich selbst zu praktizieren, da sie erst dann zur Weitergabe aktiviert wird.

***

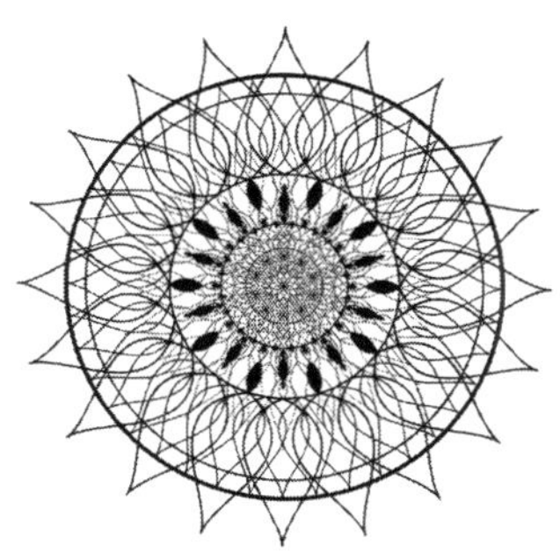

Geburtstrauma-REIKI

Geburtstrauma ist ein Oberbegriff für verschiedene Verletzungen, die während einer Geburt auftreten und einen physischen oder psychischen Schaden, sowohl bei der Mutter als auch beim Kind, auslösen können.

Beispielsweise können Erinnerungen, die wir beim Prozess der Geburt miterleben, sich tief ins Unterbewusstsein eingraben, wobei nicht das Ereignis an sich festgehalten wird, sondern die Emotionen, die dort entstanden sind. Selbst für einen Fötus ist solch eine Emotion ein prägender Indikator für sein weiteres Leben.

Dieses Trauma bedarf einer sehr sanften Lösung, weshalb wir hier eine spezielle Art von Energie anwenden. Sobald wir „Geburtstrauma-REIKI" aufrufen, fließt die Energie sehr sanft und doch gezielt in die speziellen Sektoren.

Diese Behandlung kann als direkte Anwendung beim Säugling besser wirken als eine Fernbehandlung, da der

Körperkontakt hier noch verstärkt die Sanftheit der Energie hervorhebt.

Aber eine Fernbehandlung ist natürlich auch möglich!

Denke hier einfach „Geburtstrauma-REIKI“ und lass die Energie fließen. Du wirst spüren, wenn der Vorgang abgeschlossen ist.

Bitte praktiziere auch hier den Vorgang zuerst bei dir selbst, um die Aktivierung in Gang zu setzen.

***

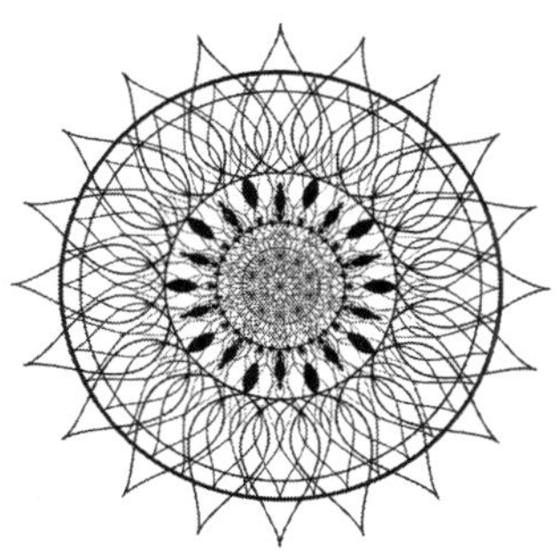

Orts-REIKI

Beim Orts-REIKI geht es auch um die Lösung eines karmischen Bandes, nur dass es sich hier nicht um die Lösung von Personen handelt, sondern um Orte beziehungsweise Räume, zum Beispiel das Elternhaus. Im Elternhaus können noch starke, unbewusste und magische Verbindungen wirken, die uns nicht loslassen, sodass wir unser eigenes Leben nicht selbstbestimmt führen können.

Mit anderen Worten: Energien können noch an vielen Plätzen festhängen und uns somit fesseln. Seien es Orte des Glücks, aber auch Orte des Grauens.

Ein Ort an sich hat schon eine kräftige Eigenenergie, kommen dann jedoch durch positive oder negative Erlebnisse entsprechende Emotionen hinzu, können diese durchaus bindend wirken, was wir vielleicht oft gar nicht wünschen. Aber zum Glück lassen sich diese Energien mit Orts-REIKI ablösen.

Zum Beispiel ist es immer sinnvoll, nach Trennungen einer Partnerschaft den Ort energetisch von demjenigen, der gegangen ist, zu lösen, um karmische Bindungen aufzulösen.

Hier rufen wir Orts-REIKI auf und lassen die Energie mindestens 10 Minuten fließen. Dabei ist es sinnvoll, sich den betreffenden Ort bildlich vorzustellen. Ich nutze hier oftmals Fotos.

Auch hier praktizieren wir diese Methode erst einmal bei uns selbst, bevor wir sie bei anderen anwenden.

***

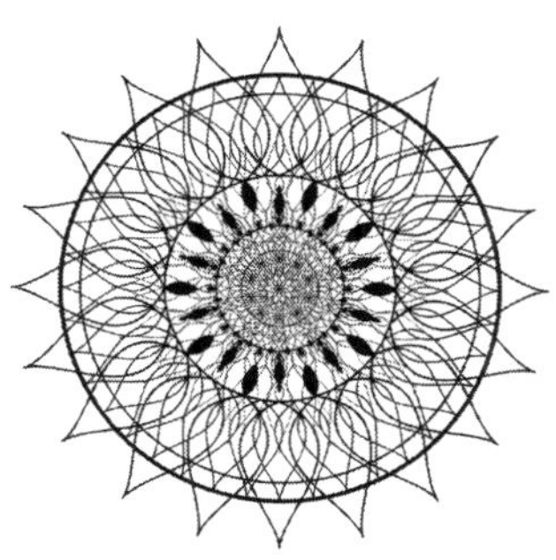

Frühere Leben-REIKI

Immer wieder gibt es kleine Kinder, bei denen das „Band des Vergessens” noch durchlässig ist und denen die Erinnerung an ein vergangenes Leben noch klar vor Augen steht.

In der Literatur bekannt ist die Geschichte von einem 3-jährigen Jungen, der sich an sein vorheriges Leben und Ableben erinnert und sogar seinen Mörder aus dem vergangen Leben überführt hat.

Oder das Mädchen Shanti Devi, das in den 30er Jahren immer wieder über sein vorheriges Leben berichtet hat.

Solche Fälle gibt es viele, vor allem im asiatischen Raum, wo der Begriff der Reinkarnation im Buddhismus und Hinduismus ein fester Bestandteil des Glaubens ist.

In unserem Kulturkreis können sich Erwachsene im Normalfall nicht an frühere Leben erinnern, weil Reinkarnation in unserer westlichen Religion nicht vorkommt.

Allerdings gibt es im westlichen Bereich die „Reinkarnationstherapie“, bei der Erlebnisse aus vergangenen Leben aufgedeckt und gezielt behandelt und geheilt werden können.

Nur, warum nicht gleich alles auf einmal bereinigen?

Um die Blockaden aus deinem früheren Leben aufzulösen, kannst du die Methode des Frühere Leben-REIKI nutzen, bei der gezielt Energie in die Blockaden des vergangenen Lebens geschickt werden. Die strömende Energie trifft auf die Gefühle/Blockaden, die sich durch die Beschäftigung mit früheren Existenzthemen auflösen lassen. Dabei wird ganz unbewusst das Thema, um das es geht, neu zum Thema gemacht, bearbeitet und schließlich aufgelöst. Die Energie löscht nicht von alleine das Thema, aber die REIKI-Energie holt die Themen aus dem früheren Leben wieder hoch und hilft, sie zu durchleuchten und schließlich aufzulösen.

Diese Methode kann als Direkt- oder als Fernbehandlung durchführt werden. Die Qualität der Energie wird dadurch nicht beeinflusst. Hier ist nur eine einzige Behandlung notwendig, und auch hier sollte der Praktizierende die Behandlung erst einmal bei sich selbst durchführen, um dann „gereinigt” und „geklärt” am Klienten arbeiten zu können.

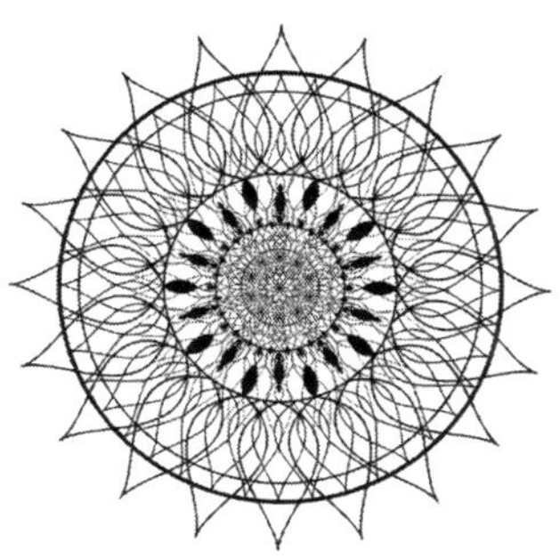

Balance-REIKI

Viele Praktizierende bevorzugen den Chakra-Ausgleich. Und ja, auch ich arbeite sehr gerne mit dieser Technik. Der Chakra-Ausgleich erlaubt es mir, 10 Minuten täglich meine eigene Energie im Körper zu spüren und auszugleichen. Dabei konzentriere ich mich auf meine Chakren und gebe mich dem Fluss der Energie hin.

Balance-REIKI unterstützt diese Vorgehensweise enorm, weil wir dadurch die Energie im gesamten Körper ausgleichen können – nicht nur in den sieben Hauptchakren, sondern in allen Energiekanälen.

Seien es die 26 SES (Sicherheitsenergieschlösser) im Jin Shin Jyutsu, die Meridiane (die 12 Hauptleitbahnen des Qi) oder die unzähligen Zellen im Körper. Alles, wirklich alles!, wird in unserem Körper gleichmäßig mit Energie durchflutet, der dadurch in seine innere Balance kommt.

Für eilige Menschen im Alltag eine gute Alternative, denn in nur 30 Sekunden hat man den Körper angekurbelt. Dabei hält man alle Fingerspitzen für 30 Sekunden zusammen, ruft innerlich in Gedanken Balance-REIKI auf, und lässt die Energie fließen.

Der Prozess im Körper dauert insgesamt etwa eine Stunde. Danach fließt die Energie wieder harmonisch und für mindestens 48 Stunden im Einklang.

***

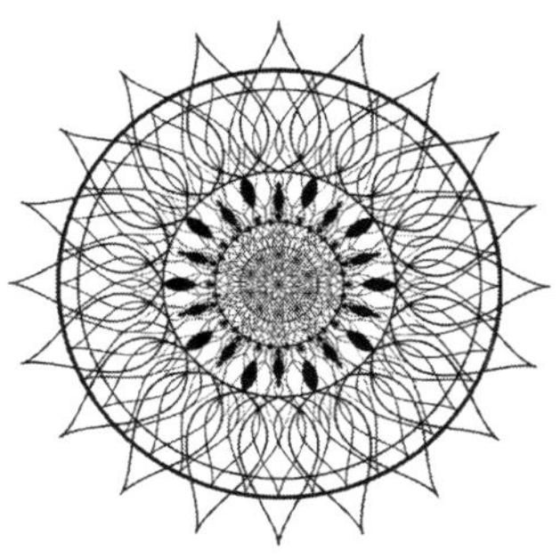

Gegenstände einweihen

Die Einweihung von Gegenständen ist natürlich erst im 3.Grad des Kundalini-REIKI möglich. Da nun auch der Zeitpunkt für dich gekommen ist, an dem du selbst andere Schüler in das System einweihen kannst und darfst, solltest du jetzt deinen Lehrer bitten, dir diese Vorgehensweise zu erklären.

An dieser Stelle erzähle ich dir nun, wie du Gegenstände zu deinem persönlichen Energiekanal einweihen kannst. Solltest du beispielsweise ein Schmuckstück ständig tragen, eignet es sich hervorragend als ständiger Energiekanal für die Kundalini-Energie.

Sobald du einen Energiestoß benötigst oder einen Schutz gegen sogenannte Energievampire, nimm das Schmuckstück in deine Hand und bitte dein Höheres Selbst, diesen Gegenstand einzuweihen, damit er dir von nun an als REIKI-Kanal dienen kann.

Nach 30 Sekunden ist der Prozess abgeschlossen. Aber: Bitte erzähle niemanden von diesem REIKI-Kanal, der dir Schutz bieten wird, denn sollte der REIKI-Kanal einem anderen bekannt werden, ist es ein Leichtes, hier entgegenzuwirken. Nicht alle Menschen bevorzugen die helle weiße Magie.

***

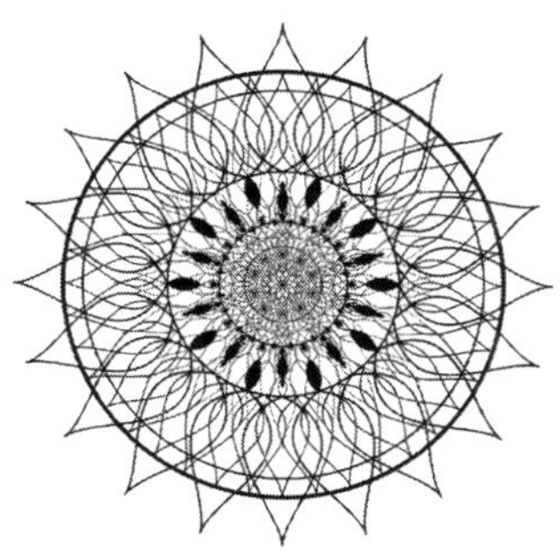

4. Reinigung und Schutz

Wie reinige ich mich vor der Energiearbeit?

Dafür gibt es unterschiedliche Methoden. Ich möchte aber zuerst einmal darauf eingehen, warum wir uns überhaupt energetisch reinigen sollten.

Jeden Tag nehmen wir fremde Energien auf und geben auch unsere eigene Energie ab. Das ist ein ganz natürlicher Vorgang, der durch die Interaktion zwischen Mensch und Mensch abläuft. Jeder von uns ist umgeben von einer „Aura", die den physischen Körper vollständig einhüllt. Sie besteht aus unterschiedlichen Energiefeldern, ist dreidimensional, strahlt vom Körper ab und kann, je nach vitaler Verfassung, stark oder schwach sein.

Einige dieser Energiefelder werden innerhalb des Körpers erzeugt, andere von außen aufgenommen und im Körper angepasst.

Dies geschieht durch ganz natürliche Interaktionen zwischen zwei Energiefeldern.

Nun kann es vorkommen, dass diese Interaktionen nicht immer nur positiv aufgeladen sind, denn oft spüren wir die Emotionen eines anderen, wie zum Beispiel Wut, Zorn oder auch Angst. Unsere ungeschützte Aura kann dann diese Emotionen sehr schnell aufnehmen, wobei sich diese fremde Energie dann unmittelbar mit der unseren verbindet, was natürlich für uns und unseren Körper nicht förderlich ist.

Um das zu verhindern, gibt es einiges, was wir beachten sollten, um unsere Aura zu schützen und zu stärken. Wichtig dabei ist unsere physische, emotionale, geistige und spirituelle Gesundheit. Dabei spielen gute Ernährung, viel Bewegung an der frischen Luft, Entspannungsphasen am Tag, kein Alkohol und Stress oder gar Tabakkonsum eine große Rolle. Auch sollten wir negative Gewohnheiten ablegen und unzuträgliche spirituelle Aktivitäten ausschalten.

So – und nun zu der Frage: Wie reinige ich mich vor der Energiearbeit?

Nachstehend stelle ich dir einige Techniken vor, die du ganz einfach anwenden kannst, um deine eigene Energie gut zu reinigen.

Beginnen möchte ich mit den Visualisierungsübungen.

Der Energiewirbel

Es ist sinnvoll, diese Übung am Abend vorzunehmen, da dein Körper über den ganzen Tag verteilt Energien aufgenommen hat, die nicht zu dir gehören. Mit Hilfe dieser Übung kannst du die Energierückstände in deinem Aura-Feld bereinigen.

Setz dich entspannt hin, atme durch die Nase tief ein und wieder aus. Es ist wichtig, durch die Nase einzuatmen, da sich in der Nase ein spezielles Gewebe befindet, das das Prana aus der Luft aufzunehmen vermag. Bitte komm zur Ruhe und schalte völlig ab.

Stell dir nun einen großen weißkristallinen Wirbel vor, der ca. sieben Meter über dir steht. Dieser Wirbel hat die Form eines Trichters, sodass er deine ganze Aura umschließen kann.

Visualisiere nun, wie die Spitze des Trichters auf dein Kronen-Chakra herabgleitet, der Wirbel dort eintritt und deinen ganzen Körper samt Aura einnimmt. Die Energie wirbelt durch deinen Körper, dann durch die Aura und wird schließlich in die Erde abgeleitet. Wie ein Sog zieht Mutter Erde diesen Wirbel mit allerlei Energierückständen ein.

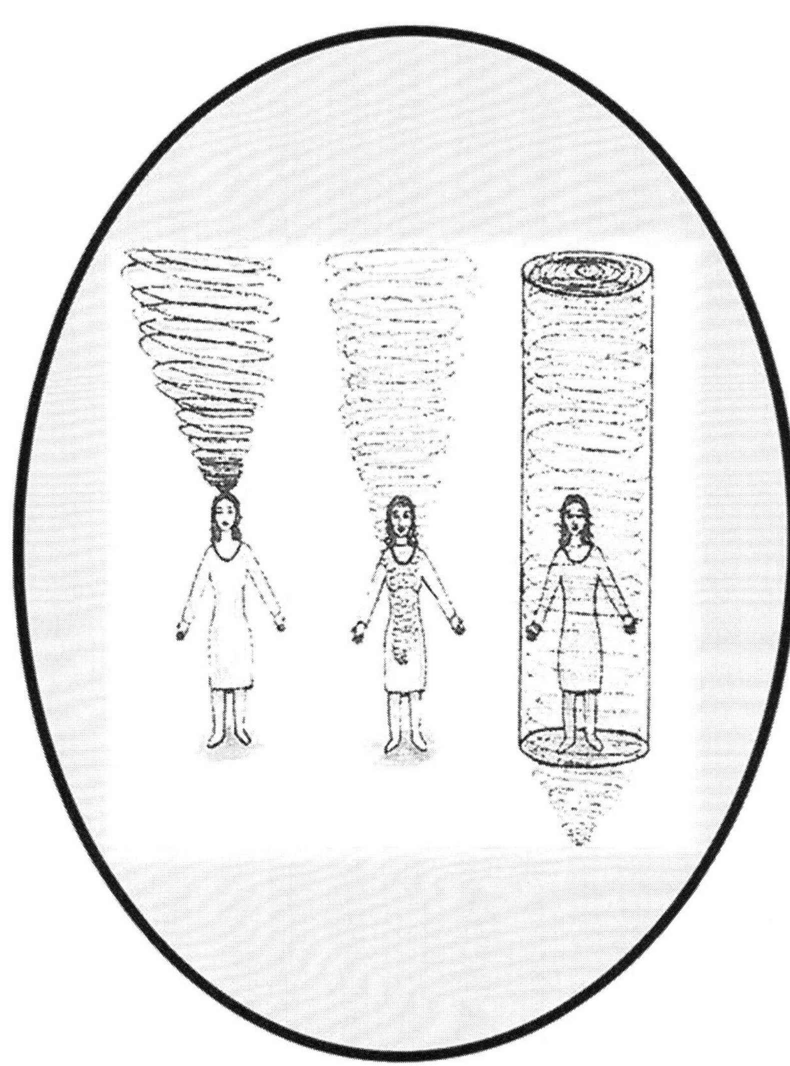

Der Wasserfall

Wasser ist ein starkes Element mit reinigender Wirkung.

Visualisiere einen Wasserfall, unter dem du stehst, und das Wasser spült alle negative Energie weg. Eine einfache Methode, die du auch unterwegs gut nutzen kannst.

Salbei

Räucherliebhaber werden es kennen: Weißer Salbei wird entzündet und so positioniert, dass der Rauch in der Mitte des Raums aufsteigt. Dabei bewegst du dich gegen den Uhrzeigersinn um den rauchenden Salbei herum. So reinigst du deine gesamte Aura.

Meersalz

Meersalz hat eine starke energetische Reinigungsfunktion. Nimm ein Bad mit Meersalz oder reibe dich unter der Dusche mit dem Salz ab.

Aura Soma®

Ich benutze gerne vor jeder Einweihung den „Weißen Pomander". Hierzu gebe ich immer 3 Tropfen in die Handfläche und verreibe sie gut. Über dem Kopf anfangen und durch die gesamte Aura gehen.

Kaltes Wasser

Vor und nach jeder Behandlung ist es wichtig, sich die Hände bis zu den Ellbogen mit kaltem Wasser zu waschen. So wird der Energiefluss gestoppt. Vor einer Behandlung oder Einweihung ist das besonders wichtig, da du gereinigt in die Behandlung gehen solltest. Dasselbe tu bitte nach der Behandlung oder Einweihung, um dich von der Person, die du behandelt hast, energetisch zu trennen.

***

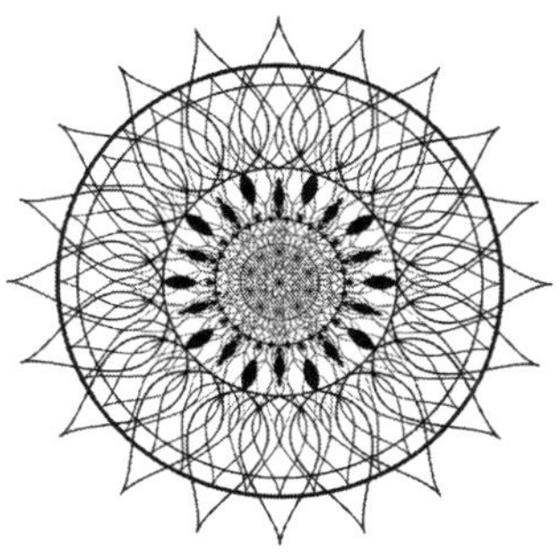

Wie kann ich mich vor negativen Energien schützen?

Wir alle haben wohl schon erlebt, dass wir uns von einer anderen Person unserer Energie beraubt gefühlt haben, was in verschieden Situationen geschehen kann – sei es in einer großen Menschenmenge, in einem persönlichen Gespräch, ob am Telefon oder persönlich. Auch kann jemand, der ständig „Aufmerksamkeit" sucht, ein Auslöser sein. Wir fühlen uns dann ausgelaugt, müde und erschöpft, und oft plagen uns auch Magen- oder Kopfschmerzen. Solche Menschen nennt man Energievampire oder Energiesauger, die sich dessen jedoch selten bewusst sind und dieses auch nicht mit Absicht tun. Sie nutzen einfach den Energievorrat anderer Menschen, um ihre eigenen Vorrat zu ergänzen, statt ihre eigene Energie aufzubauen.

Was aber sind schlechte oder negative Energien, die im Übrigen in spirituellen Kreisen oft als Dunkelheit,

Dunkelmächte und Finsternis bezeichnet werden?

Wir sprechen hier von energetischen Zuständen, die eine niedrige Schwingungsfrequenz aufweisen und unsere eigene Schwingungsfrequenz senken und negativ beeinflussen können. Diese negativen Energien, von denen immer wieder die Rede ist, beziehen sich somit auf sämtliche Gedanken, Handlungen und Emotionen, die einen negativen Ursprung haben.

Ein Mensch, der häufig wütend, eifersüchtig, neidisch, gierig, urteilend, lästernd oder gar hasserfüllt ist, erzeugt in solchen Momenten mithilfe seines Bewusstseinszustands negative Energien – niedrige Schwingungsfrequenzen – energetische Dichte. Diese Energien werden dann unbewusst von den betreffenden Menschen auf uns übertragen, ohne dass sich derjenige dessen bewusst ist.

Wie kann ich mich also vor Energieraub oder schlechten Energien schützen?

Auch hier gibt es unterschiedliche Techniken: Eine bewährte und erprobte Technik ist folgende:

Die Körperhaltung

Die folgende Abbildung zeigt eine natürliche Abwehrhaltung des oberen und unteren Energiekreislaufs. Daumen und Finger berühren einander, während die Beine an den Fußknöcheln gekreuzt sind.

Da unsere Hände (Finger) unsere sieben Hauptchakren widerspiegeln, verschließen wir somit die obere Tür zu unseren Chakren.

Dasselbe wird nun mit den Fußknöcheln erreicht, indem wir den Zugang durch das Wurzelchakra schließen und somit den inneren Energiekreislauf für uns geschlossen halten.

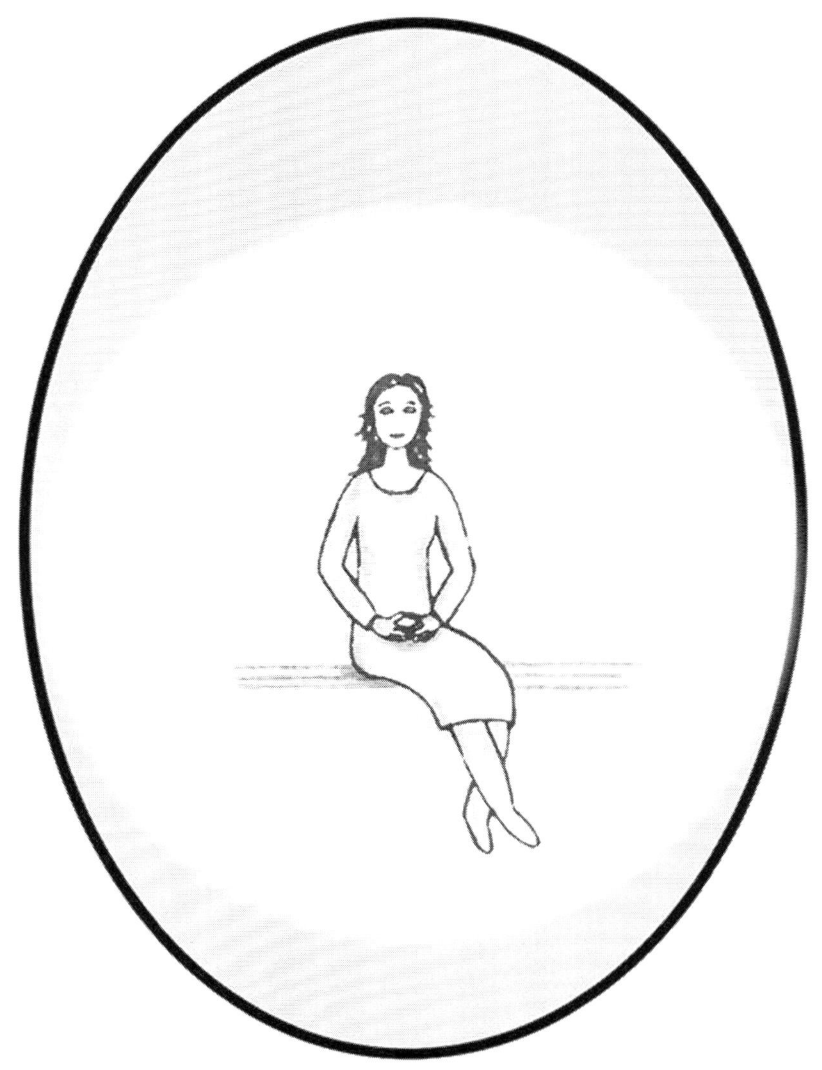

Schützende Mantren

Es gibt viele Mantren mit hochschwingenden Frequenzen, die dir helfen können, die Schwingung hochzuhalten. Bei großen Menschenansammlungen könnte man zum Beispiel über Kopfhörer ein Mantra hören, was die eigene Frequenz erhöhen würde. Das wohl bekannteste ist das OM, das eine harmonische Schwingung bewirkt, weil es den Urklang des Universums in unser Bewusstsein zurückholt. Natürlich kann es auch ein anderes wohlklingendes Mantra sein, wie Hari Om Tat Sat. Entweder man singt das Mantra mit oder hört es nur.

Eine andere Variante ist, das OM zentriert im Körper zu visualisieren. OM ist auch der Aufruf zur Aufmerksamkeit, denn es stabilisiert so unser Aura-Feld.

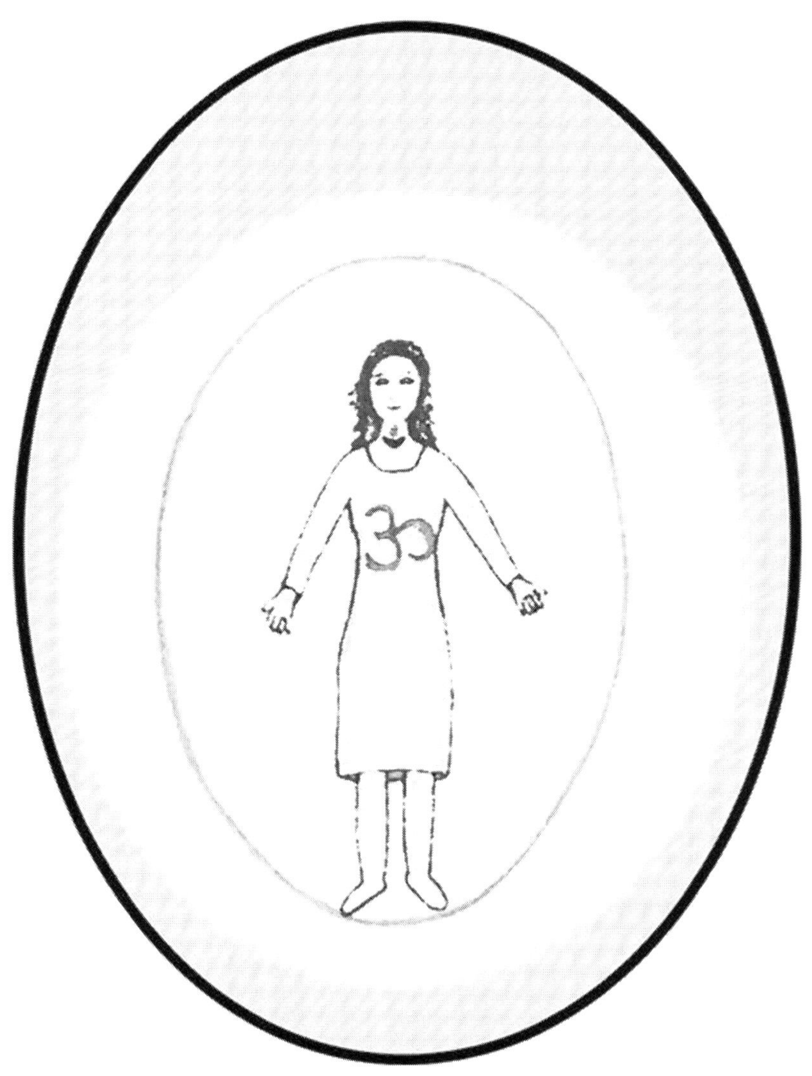

Das Lichtgewand

Diese Technik läuft wieder über die Visualisierung. Wir stellen uns vor, wie sich der Himmel öffnet und ein heller goldener Strahl auf uns niederfällt. Dieser Strahl aus weißgoldenem Licht umhüllt unseren ganzen Körper und schenkt ihm Schutz. Die esoterische Christenheit sprach früher vom „goldenen Hochzeitskleid". Gold ist das stärkste Licht für die Transformation. Dementsprechend hält es negative Energien ab oder wandelt diese gleich um.

Schutzsteine

Edelsteine erzeugen als Schutzsteine vielfältige Wirkungen.

Bereits in der Antike fanden bestimmte Edel- und Halbedelsteine als machtvolle Schutzsteine Anwendung, und sie haben bis heute nichts an ihrer Bedeutung verloren. Der Schwarze Turmalin, Türkis, Rauchquarz, Achat oder Onyx gelten immer noch als die stärksten Schutzsteine vor negativer Energie.

Stärkung unserer Aura

Eine starke Aura hat immer auch etwas mit den Chakren zu tun. Nur wenn diese frei von Blockaden sind und gleichmäßig rotieren, kann die Aura stark von innen nach außen schwingen.

Die eigenen Chakren sind ein großes Thema, auch in der Energiearbeit. Ich könnte nun hier sicherlich hunderte von Seiten füllen und euch von den sieben Hauptchakren erzählen, wenn es nicht bereits unzählige Bücher über die Chakren und ihre Funktionen geben würde. Der eine oder andere wird nicht drum herum kommenen, in seiner persönlichen Entwicklung mit dem einen oder anderen Thema (Blockaden) zu kollidieren. Aber keine Angst, es ist gewollt, diese Themen zu erkennen, die sich zwangsläufig früher oder später ergeben werden und durch das Kundalini-REIKI Beachtung finden.

***

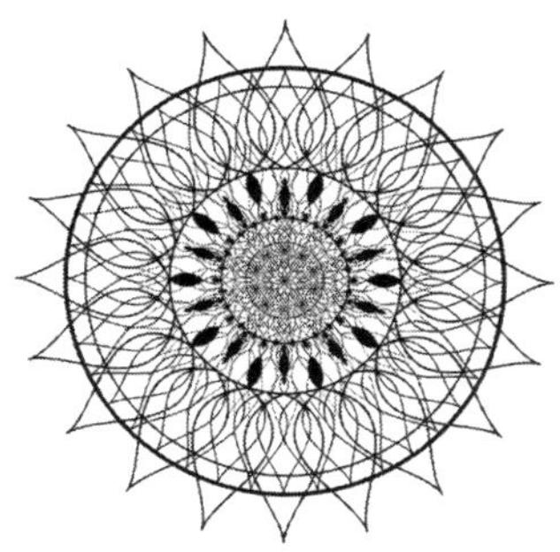

5. Andere Systeme und Mittel nutzen

Andere Systeme nutzen

In meiner jahrelangen praktischen Arbeit im energetischen Bereich habe ich die Erfahrung gemacht, dass es nicht nur die <u>eine</u> wahre Methode gibt, also das Nonplus-Ultra der Energiearbeit.

Wir kennen inzwischen so viele verschiedene Systeme, die durchaus interessante Ansätze aufweisen, oder sogar neue Techniken. Die Literatur bietet zahlreiche Anregungen dazu.

Wichtig ist in meinen Augen immer, seinen eigenen Weg zu finden und dem Geist die Freiheit der Führung zu geben. Viele spontane Intuitionen können oft zu einem fantastischen Ergebnis führen. Was ich damit sagen möchte, ist: Ich vertraue da schon lange auf die besagte „Führung von oben".

Ich habe mir daher im Laufe der Zeit die Freiheit genommen, aus den verschiedenen Systemen des REIKI die für mich „richtigen" Teile herauszuziehen und in meine Arbeit mit einzubinden.

REIKI ist frei, grenzenlos und vollkommen.

Selbst einige Praktiken aus dem Theta-Healing© fließen in meine Energiearbeit mit dem Kundalini-REIKI ein.

Wir müssen nur erkennen, dass alles aus der <u>einen</u>, ewigen heiligen Schöpferquelle stammt, und immer darum bitten, dass diese optimal, kraftvoll und unverfälscht wirken darf.

Energieverstärker aus anderen Systemen?

Warum nicht!

Letztendlich stammt alles aus der <u>einen</u> Quelle. Welche Hilfsmittel wir wählen, um unseren Geist zu beschwingen, ist irrelevant. Die Verbindung zur Quelle und der Glaube sind maßgebend.

Für mich ist und bleibt Kundalini-REIKI das System, das mir Bodenhaftung gibt.

Ein passender Vergleich wäre da die Kaffeemaschine. Egal, welches Modell ich mir kaufe, das eine ist schneller im Brühvorgang, das andere vielleicht handlicher. Was letztendlich zählt, ist die gute Sorte Kaffee. Nutzen wir die Energie der Schöpferquelle, denn es ist gleich, welche Systeme wir kombinieren. Was zählt, ist die reine Energie der Quelle.

***

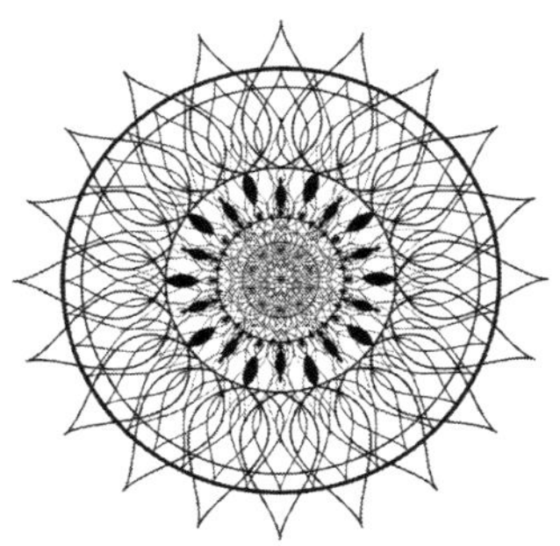

Andere Mittel nutzen

Jeder hat seine eigene Art und Weise, energetisch zu arbeiten und dabei gegebenenfalls auch Hilfsmittel zu nutzen. Und so habe auch ich meine ganz eigene Methode entwickelt. Deshalb möchte ich betonen: Diese, meine Art des Kundalini-REIKI, soll nicht als Vorgabe für andere Menschen dienen, sondern nur zeigen, dass es verschiedene Möglichkeiten gibt, sich auszutesten und zu schauen, welches Hilfsmittel als Unterstützung dienen kann. Heilsteine, der Bio-Tensor, Aromaöle, Heilkräuter, Mantren, Räucherwerk usw – sie alle dienen nur dem einen Zweck, jedem Behandler seine individuelle Methode zu geben und ihn in seiner Arbeit zu unterstützen.

Selbst meine Hypnoseausbildung unterstützt mich hierbei.

Oftmals kommen Klienten, die sehr hohe Erwartungen an REIKI haben, aber nur schwer loslassen und nicht einfach mal „nur so“ im Hier und Jetzt sein können.

Ihnen biete ich vorab eine kleine Einleitung in die Hypnose an in Form einer gezielten Muskelentspannung, um dann in den Genuss von REIKI zu kommen.

Der Ausdruck: „Wer heilt, hat Recht!" gehört mittlerweile zu meiner täglichen Praxis.

***

Danksagung

An erster Stelle möchte ich mich bei meiner Familie, meinem Mann Jörg und meinem Sohn Timo bedanken. Oftmals habe ich ihnen viel Geduld abverlangt und sie während des Aufbaus meiner Praxis gefordert. Auch danke ich ihnen für ihre schonungslose Ehrlichkeit, und dass sie mich immer wieder nach Fehlschlägen aufgebaut haben.

Bedanken möchte ich mich auch bei meiner ersten REIKI-Lehrerin Isolde, die mich durch ihre Hartnäckigkeit vor vielen Jahren zu meiner ersten REIKI-Behandlung gebracht und mir diesen Weg eröffnet hat. Es folgten noch unzählige Menschen, die mir andere REIKI-Systeme nahegebracht und meinen Erfolg mitbestimmt haben.

Viele Menschen in meiner REIKI-Gruppe auf Facebook haben mir immer wieder neue Anregungen gegeben, neue Themen eröffnet und mich zum Nachdenken gebracht.

Meine eigenen Schüler darf ich Freunde nennen, nachdem sie mit mir oft stundenlange Telefongespräche geführt und mir ihre tiefsten Gefühle und Ansichten anvertraut haben.

Jeder Mensch in meinem Leben füllt mit vielen anderen einen Waggon des Zugs des Lebens.

Dafür bin ich euch allen sehr dankbar!

Über die Autorin

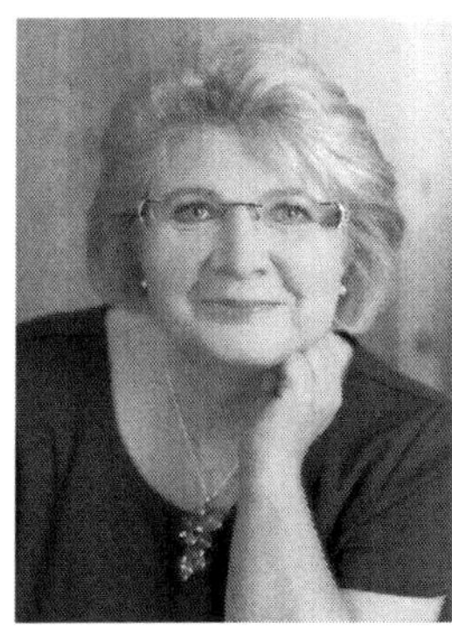

Im Jahre 2014 begann für mich der spirituelle Weg. Geboren wurde ich 1965 im Sternzeichen Waage mit Aszendent Jungfrau.

Durch eine Autoimmunerkrankung suchte ich nach alternativen Heilmethoden. Dabei führte mich Weg zu REIKI, der universellen Lebensenergie. Der Grundstein war gelegt, REIKI-Meister- und Lehrerin in verschiedenen Systemen standen am Anfang des Weges. Hinzu kam der CTW Hypno Practitioner, Engel Ki und die energetische Wirbelsäulenaufrichtung, sowie der ThetaHealing® Practitioner. Jetzt war es an der Zeit, dem Ganzen einen Namen zu geben.

So entstand die Wohlfühloase *Light & Relax Area* in Glabeck, meinem Wohnort, die mir den Raum für meine Klienten bietet, um mit ihnen gemeinsam Energiearbeit auszuüben. Mittlerweile bin ich auf der Wohlfühl- und Esoterikmesse in Gelsenkirchen vertreten und halte Vorträge über meine Arbeit.

Mein Lebensmotto lautet: „Das Leben ist für mich eine Reise, bei der ich als Steuermann fungiere, der immer die bestmögliche Route einzuschlagen versucht."

Besucht mich doch im Internet:

www.light-and-relax-area.jimdo.com

Bildnachweis

Die gezeichneten Illustrationen stammen mit freundlicher Genehmigung von ***Regine Kuebler***.

Das Foto von der Autorin wurde von ***Kerstin Ralis Kreative Fotografie*** gemacht.

Buchempfehlungen

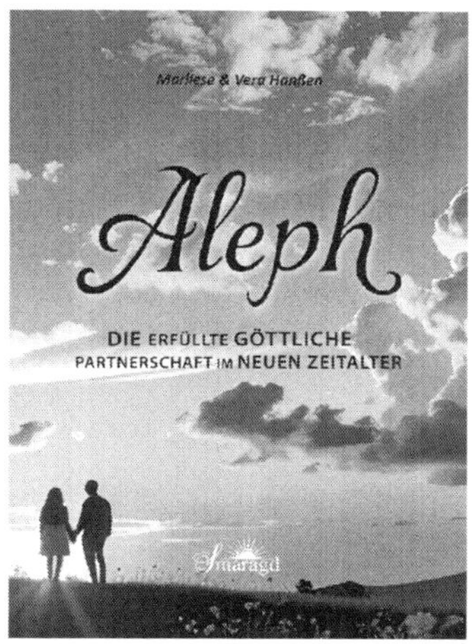

Marliese & Vera Hanßen
Aleph - Die erfüllte göttliche Partnerschaft im Neuen Zeitalter
280 Seiten, A5, SOftcover m. Klappen
ISBN 9783907457092

Jeder hat es verdient, glücklich zu sein und eine erfüllende Partnerschaft voller Respekt, Liebe, Achtsamkeit, Wertschätzung, Hingabe sowie Freiheit und Individualität zu erfahren!
Dieser Ratgeber vermittelt, wie dies erreicht und gelebt werden kann. Dabei werden unter anderem die Verliebtheitsphase, Partnersuche und -wahl, die harmonische Kommunikation, das Zusammenleben, der Kinderwunsch näher beleuchtet und die Familienbande berücksichtigt. Hilfreiche Tipps und Werkzeuge in der Midlifecrisis, bei Partnerverlust wie Trennung oder Scheidung werden erläutert. Ein wesentlicher Teilaspekt ist die von Gott gegebene Sexualität, um ein erfülltes Liebesleben zu genießen.
Seid ihr es euch wert, die neue, göttliche Partnerschaft der allumfassenden Liebe zu empfangen? Setzt euch dafür ein. Werft überholte Gewohnheiten, Strukturen und Tabus über Bord. Denn ein solches Liebesglück ist möglich, für euch vorgesehen und liegt in eurer Hand.

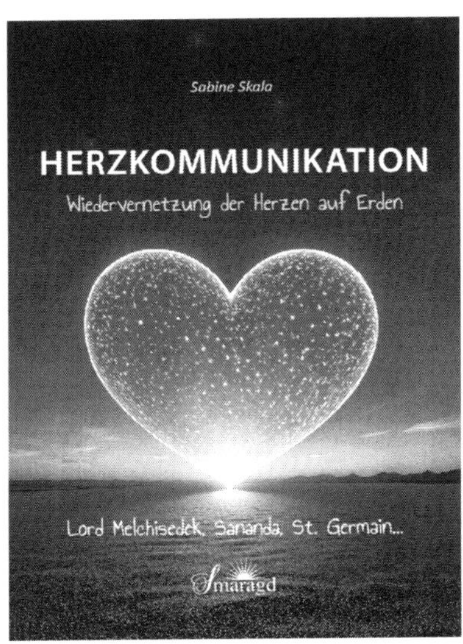

Sabine Skala
Herzkommunikation
Wiedervernetzung der Herzen auf Erden -
Lord Melchisedek, Sanand, St. Germain...
248 Seiten, A5, broschiert
ISBN 978-3-941363-15-1

Die wichtigste Kommunikation in der Neuen Zeit ist die Verständigung über unsere Herzen. Von verschiedenen Meistern und Lichtwesen aus der Lichtebene wurden nun neue Informationen rund um das Thema Herzensenergie durchgegeben.

- Wie funktioniert die Kommunikation von Herz zu Herz?
- Was ist das weltweite Herznetz?
- Und wie wirken sich erfüllte Herzenswünsche auf uns und unser Umfeld aus?

Zudem vermittelt die Geistige Welt weiteres Wissen zu den Bereichen: Energetische Partnerschaft und Seelenvereinigung, Kreatives Bewusstsein, Seelengruppen, Wirkung der eigenen spirituellen Fähigkeiten, das Herznetz der Kinder, neue Berufe der Lichtarbeiter und die kleinen Lichtboten, unsere Tiere, damit wir neue Sichtweisen erlangen und auf diese Weise lernen, die kraftvolle Energie unseres Herzens zu leben und kreativ, aber auch achtsamer mit uns und der uns inne wohnenden Macht umzugehen.

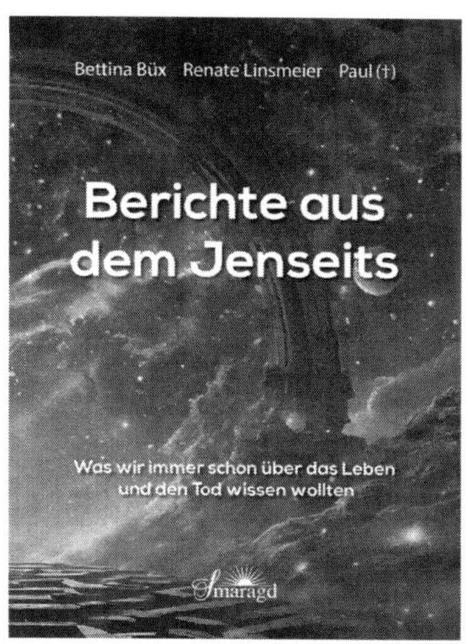

Zora Gienger
Berichte aus dem Jenseits
Was wir immer schon über das Leben und den Tod wissen wollten
208 Seiten, A5, Hardcover
ISBN 9783907457030

„Wir Jenseitigen – so paradox das auch klingen mag – wissen mehr über das Leben als die, die noch am leben sind.“
Wenn ein Verstorbener uns Menschen hier in irdischen Gefilden auf all unsere Fragen in offenherziger Weise Rede und Antwort steht, dann horchen wir alle auf, denn hier gibt es allerhand für uns zu lernen, zu verstehen und zu erkennen.
Der Tod ist uns allen gewiss – früher oder später. Die Erkenntnisse, die wir aus diesen tiefgründigen Mitteilungen einer uns vorangegangenen Seele gewinnen dürfen, sind in ihrer Bedeutung und Tragweite gar nicht hoch genug einzuschätzen.
Paul, unser geistiger Gesprächspartner, nimmt uns mit auf eine „Reise“ ins Jenseits, wie sie faszinierender, informativer und lohnender nicht sein könnte. Die auf medialem Weg empfangenen Durchsagen sind spektakulär, tröstlich und ermutigend. Paul hilft uns, den Tod zu verstehen und damit auch, unser Erdenleben von höherer Warte zu sehen und in neuer Weise zu begreifen.
Wir dürfen lernen, dass es für uns kein Ende gibt, denn die Seele des Menschen ist unsterblich. Vielmehr erwartet uns eine Liebe jenseits jeder menschlichen Vorstellungskraft. In tiefem Vertrauen auf die bedingungslose Liebe unseres Schöpfers dürfen wir alle getrost unsere Heimreise ins Licht antreten, wenn unsere Zeit gekommen ist.

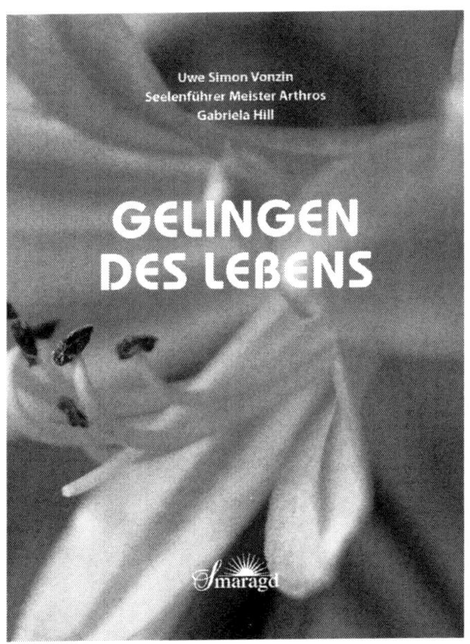

Uwe Simon Vonzin, Seelenführer Meister Arthros & Gabriela Hill
Gelingen des Lebens
112 Seiten, A5, mit vielen farbigen Abbildungen
ISBN 978-3-907457-10-8

Uwe Simon Vonzin und Gabriela Hill arbeiteten von 2000 bis 2002 zusammen in der Praxis für Geistiges Heilen in Traunstein.
Ihre mediale Tätigkeit bezog sich auf die erlösende Kraft des Christusbewusstseins.
Nach dem Umzug von Uwe Simon nach Bad Aibling blieb die Verbindung bestehen.
Uwe Simon bot als Medium Beratungsgespräche an, Gabriela war weiterhin als Medium für Seelengespräche im Chiemgau tätig.

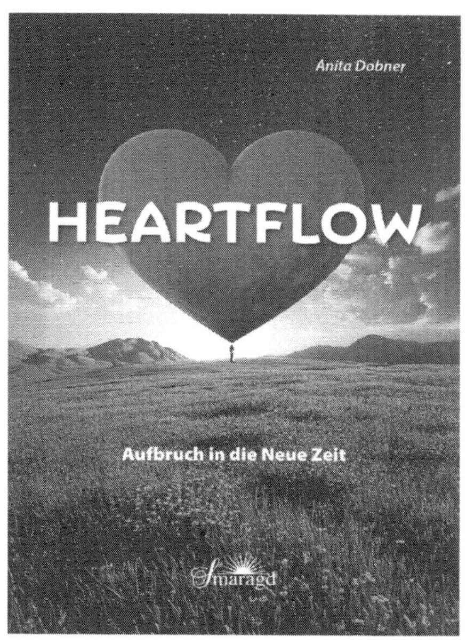

Anita Dobner
HEARTFLOW
Aufbruch in die Neue Zeit
198 Seiten, A5, Softcover m. Klappen
ISBN 9783907457061

Die Neue Zeit ist nicht an einem bestimmten von dir getrennten Ort in einer fernen Zeit zu finden. Nein, in dir selbst in deinem Herzen liegt der Schlüssel zu deinem wahren Wesen, das in der ewigen Verbindung zum Göttlichen ruht. Dies ist mit der Neuen Zeit gemeint, die Verbindung zu deinem göttlichen Herzen, das nur darauf wartet von dir entdeckt zu werden.
Heartflow ist dein persönlicher Begleiter hinein in ein neues bewusstes Sein, das dich und die Welt befreit. Die gegenwärtige Transformationszeit ist eine innere Reise zu dir selbst und ich als deine Reisebegleiterin teile mit dir meine Erfahrungen und die Botschaften meines Herzens. Gemeinsam beschreiten wir einen neuen, befreiten Weg, der uns über unser Egobewusstsein erhebt und uns zeigt: „Erinnere dich, wer du wirklich bist und werde zum Leuchtturm, der die Dunkelheit in dir und in deinem Umfeld erhellt.

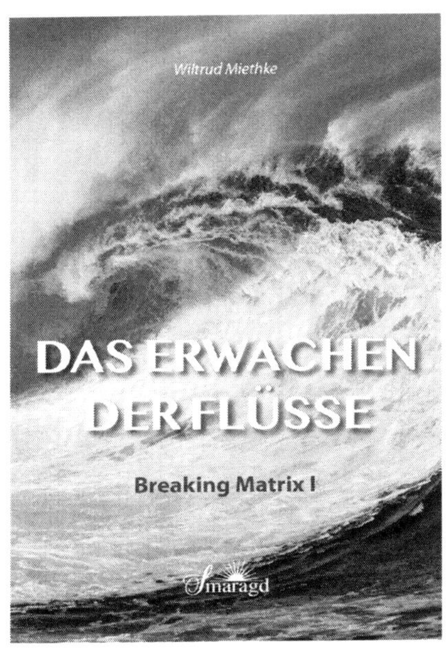

Wiltrud Miethke

Das Erwachen der Flüsse

Breaking Matrix 1

295 S, Softcover m. Klappen

ISBN 9783907457009

Die Welt im Klimawandel retten? Das geht nur, wenn auch die über unserer dritten Dimension existierende vierte, also die Astralebene gereinigt ist. BREAKING MATRIX heißt die Aktion, mit der sieben übersinnlich begabte jungen Frauen und Männer mit der Hilfe von Außerirdischen beginnen, die wichtigsten Flüsse der Erde zu reinigen: mit den besten spirituellen und magischen Mitteln dieses Universums. Sie beginnen beim Kongo, geben dem Nil ein neues astrales Outfit, klären den Tiber, den Ganges, den Ob, den Rhein, die Themse und den Mississippi. Und landen schließlich beim Amazonas, an dessen Quelle eine karmische Überraschung auf sie wartet. Das Schlusslicht ist der Jangtsekiang. Für ihn hat einer von ihnen eine besondere Behandlung entwickelt, mit deren Hilfe der astrale Dreck auch über den Weltmeeren für immer verschwindet. Denn Wasser hat ein enormes Gedächtnis und es ist zur Kooperation bereit. Naturwesen wie die Hüter der Flüsse stehen in den Startlöchern.

Band 2 & 3 auch schon erhältlich: Das Zerbrechen der Fesseln & Die Eroberung der Himmel

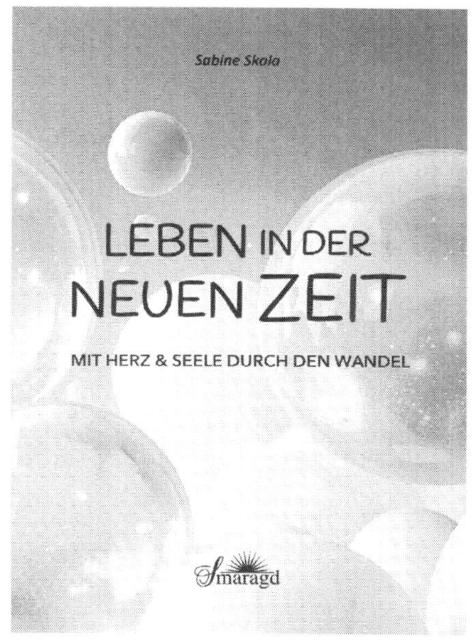

Sabine Skala
Leben in der Neuen Zeit
Mit Herz & Seele durch den Wandel
220 Seiten, Softcover m. Klappen
ISBN 978-3-941363-83-0

Dieser spirituelle Reiseführer bietet ein großes Spektrum an Hilfen und Möglichkeiten, in die nächsthöhere Schwingung aufzusteigen, dort zu bleiben und beständig zu leben. Vorschläge, wie wir Menschen eigenverantwortlich handeln, leben und unsere Umgebung in ihrer Energie stärken und heilen können, werden in dieser besonderen Phase des Aufstiegs durchgegeben.

So erhalten wir wichtige Informationen, wie wir in unsere Macht zurückkommen, um frei und wahrhaftig zu leben. Botschaften zu der avalonischen Medizin, dem inneren Christusnetz, dem Kristallstern sowie der energetischen Selbstheilung begleiten und stärken uns in unserem neuen Sein.

Mit neuen Zeremonien, wie die Lichttaufe eines Kindes, werden uns Beispiele überbracht, wie wir alte Riten in die Schwingung der Neuen Zeit transformieren können. Mit vielen praktischen, energetischen und spirituellen Tipps für ein glückliches und erfülltes Leben in der Fünften Dimension und darüber hinaus.